BIBLIOTHÈQUE MÉDICALE

PUBLIÉE SOUS LA DIRECTION

DE MM.

J.-M. CHARCOT

Professeur à la Faculté de médecine
de Paris,
membre de l'Institut.

G.-M. DEBOVE

Professeur à la Faculté de médecine
de Paris,
médecin de l'hôpital Andral.

BIBLIOTHÈQUE MÉDICALE

CHARCOT-DEBOVE

VOLUMES PARUS DANS LA COLLECTION

V. Hanot. — La Cirrhose hypertrophique avec ictère chronique.

G.-M. Debove et **Courtois-Suffit.** — Traitement des Pleurésies purulentes.

J. Comby. — Le Rachitisme.

Ch. Talamon. — Appendicite et Pérityphlite.

G.-M. Debove et **Rémond** (de Metz) — Lavage de l'estomac.

J. Seglas. — Des Troubles du langage chez les aliénés.

A. Sallard. — Les Amygdalites aiguës.

L. Dreyfus-Brisac et **I. Bruhl.** — Phtisie aiguë.

POUR PARAITRE PROCHAINEMENT

P. Daremberg. — Traitement de la Phtisie pulmonaire.

P. Sollier. — Les Troubles de la mémoire.

I. Straus. — Le Bacille de la Tuberculose.

P. Yvon. — Notions de pharmacie nécessaires au médecin.

L. Capitan. — Thérapeutique des maladies infectieuses.

G.-M. Debove et **J. Renault.** — Ulcère de l'estomac.

Ch. Luzet. — La Chlorose.

De Sinety. — De la Stérilité chez la femme et de son traitement.

E. Mosny. — Broncho-Pneumonie.

A. Mathieu. — Neurasthénie.

Auvard et **Caubet.** — De l'Anesthésie chirurgicale et obstétricale.

L. Galliard. — Le Pneumothorax.

Chaque volume se vend séparément. Relié. . **3** fr. **50**

PHTISIE AIGUË

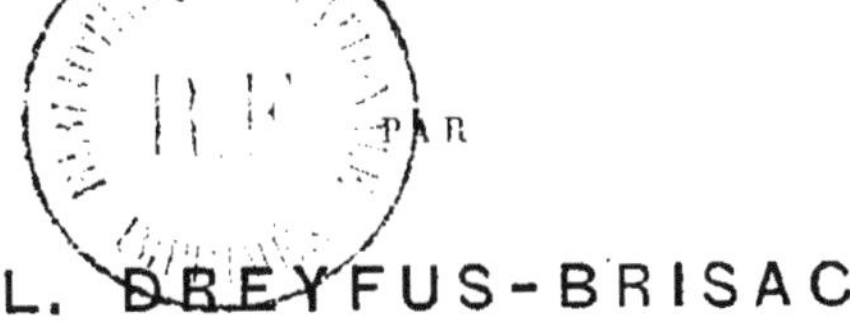

PAR

L. DREYFUS-BRISAC
Médecin de l'hôpital Tenon

ET

I. BRUHL
Ancien interne des hôpitaux

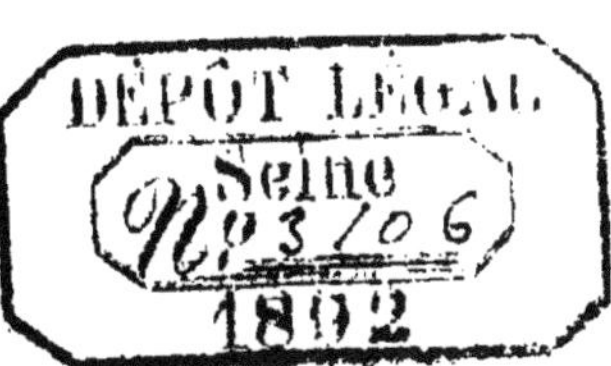

PARIS
RUEFF ET Cie, ÉDITEURS
106, BOULEVARD SAINT-GERMAIN, 106

1892

AVANT-PROPOS

CONSIDÉRATIONS HISTORIQUES

I

Avant-propos.

C'est en vain qu'on chercherait dans la littérature médicale contemporaine une étude d'ensemble des formes aiguës de la tuberculose pulmonaire ; les monographies sur cette question remontent à une époque où, l'origine microbienne de la phtisie n'étant même pas soupçonnée, les opinions les plus disparates s'étaient fait jour sur la nature de la phtisie aiguë. On trouve cependant une description des divers processus morbides rangés sous cette rubrique dans plusieurs travaux récents consacrés à la tuberculose, notamment dans les articles du *Dictionnaire encyclopédique* et du *Dictionnaire de médecine et de chirurgie pratiques* ; mais, par cela même que ces travaux embrassent l'étude de la tuberculose envisagée dans toutes ses modalités si dissemblables, la physionomie générale de la phtisie aiguë ne s'y dégage pas nettement. Il nous a semblé qu'il y avait là une lacune à combler et qu'il y aurait quelque intérêt à montrer comment à la lueur des découvertes récentes, notamment de données bactériologiques précises, on peut esquisser un tableau d'ensemble de ces processus, qui, malgré leur identité d'origine avec la phtisie vulgaire, n'en présentent pas moins des allures toutes spéciales et par suite ont tous les droits à l'autonomie nosographique.

Autonomie clinique, mais non étiologique ; le jour est loin, en effet, où l'on pouvait considérer la phtisie aiguë comme une maladie spéciale indépendante de la tuberculose ; aujourd'hui on ne saurait y voir qu'une modalité de l'infection tuberculeuse, à telles enseignes que la difficulté est grande pour le nosographe de tracer une ligne de démarcation précise entre les variétés vulgaires de la phtisie pulmonaire, à allures chroniques ou subaiguës et ses variétés aiguës. Si, en effet, parmi les expressions anatomiques et cliniques très dissemblables de l'infection tuberculeuse aiguë, il en est qui affectent la physionomie des pyrexies les mieux tranchées, d'autres, au contraire, offrent d'incontestables analogies cliniques avec les processus phtisiogènes vulgaires. Il n'y a pas une tuberculose aiguë ; il y a des formes aiguës de la tuberculose pulmonaire.

C'est l'évolution rapide liée, d'habitude, à une tendance infectieuse généralisatrice, qui constitue la caractéristique de ces états morbides. Que souvent, le plus souvent même, ils marchent trop vite pour que la lésion locale puisse parcourir son cycle complet, aboutir à la fonte caséeuse du néoplasme tuberculeux, la chose n'est pas douteuse. Mais il ne s'ensuit pas, selon nous, qu'on doive faire de l'absence de toute ulcération pulmonaire le critérium de la tuberculose aiguë ; sans insister ici sur cette question, qu'il nous faudra reprendre plus loin, nous pouvons dire immédiatement qu'à suivre de pareils errements, on arrive fatalement à scinder de la façon la plus artificielle la description d'états morbides, tels que la pneumonie caséeuse, qui, tout en entraînant parfois la fonte du parenchyme pulmonaire, n'en ressortissent pas moins à la tuberculose aiguë.

En réalité, ce qui donne à la phtisie aiguë sa physionomie particulière, ce n'est ni l'étiologie, ni l'anatomie pathologique, mais la note infectieuse, locale ou générale, dominant la scène, si bien que le malade succombe non aux progrès de l'hecticité comme dans la phtisie vulgaire, mais aux suites soit de la toxémie primitive, soit d'une invasion massive ou généralisée du parenchyme pulmonaire par le micro-organisme pathogène.

S'il en est ainsi, c'est à l'enquête pathogénique qui doit élucider le pourquoi et le comment de cette infection rapide et à la clinique qui en étudie les caractères séméiologiques, que ressortit surtout l'histoire de la tuberculose aiguë; aussi ne saurait-on être surpris que pathogénie et clinique occupent dans notre exposé une place prépondérante.

II

Historique de la tuberculose aiguë.

Aujourd'hui que, grâce à la découverte du bacille de Koch, le doute n'est plus permis sur la nature de la tuberculose aiguë, il semble au premier abord qu'il n'y ait qu'une médiocre utilité à exposer les doctrines contradictoires, pour la plupart irrévocablement condamnées, auxquelles cette question a donné lieu avant d'être définitivement résolue. Cependant d'un semblable historique se dégagent des enseignements qui méritent d'être recueillis. N'est-il pas curieux, en effet, que pendant si longtemps on ait pu méconnaître, nier le rôle de l'infection ou, pour parler le langage de l'époque, de la dyscrasie tuberculeuse, dans la genèse de ces espèces morbides caractérisées précisément par ce fait que cette infection, cette dyscrasie, y acquièrent leur maximum d'intensité?

D'autre part, le triomphe de la doctrine uniciste ne doit pas faire oublier qu'à ses adversaires revient une part considérable dans nos notions actuelles sur la séméiologie de la phtisie aiguë. C'est aux auteurs mêmes qui ont eu de la granulie la conception pathogénique la plus erronée, comme Waller ou Empis, que nous sommes redevables des données cliniques les plus exactes et les plus précises sur cette maladie, de même que nous avons surtout appris à connaître la pneumonie caséeuse par ceux qui en ont contesté le plus résolument l'origine tuberculeuse.

On conçoit que, la notion de consomption étant autrefois inséparable de celle de phtisie pulmonaire, les modalités aiguës de la tuberculose aient été méconnues des anciens observateurs. C'est au début de ce siècle seulement que la granulie commença à être entrevue. On en rapporte l'honneur à Bayle, bien que ses aperçus sur la question soient des plus confus. Il admet six variétés de phtisie, dont l'une, phtisie granuleuse, se traduirait par une éruption pulmonaire non de véritables tubercules, mais de granulations transparentes, luisantes, qui ne sont pas susceptibles de se ramollir. Pour Bayle, la phtisie granuleuse n'a aucun rapport avec la phtisie tuberculeuse; elle en diffère autant que celle-ci de la phtisie cancéreuse. D'ailleurs la lecture des observations de Bayle prouve qu'il avait surtout en vue, dans sa description de la phtisie granuleuse, des lésions que nous envisageons aujourd'hui comme des tubercules fibreux.

Avec Laënnec la question fait un premier pas ; il reconnaît la lésion fondamentale de la granulie, mais ne voit dans la phtisie aiguë que le résultat d'une tuberculose chronique qui, après être demeurée latente pendant un temps plus ou moins long, se démasque tout à coup et conduit rapidement à une issue funeste. Laënnec ne distingue pas la phtisie aiguë des autres formes rapides de tuberculose et, dans sa description clinique bien succincte, il n'y a rien à relever sinon qu'il avait entrevu la forme catarrhale de la maladie. L'illustre observateur dit en effet que parfois l'évolution est assez brutale pour amener la mort avant que les phénomènes consomptifs se soient produits, au milieu d'un complexus symptomatique qui rappelle celui du catarrhe pulmonaire aigu.

Pas plus que Laënnec, Louis ne nous a laissé une étude d'ensemble de la tuberculose aiguë, qu'il envisage de la même manière; mais, tandis que le premier était surtout frappé de l'intensité des lésions, le second insiste particulièrement sur leur tendance à la diffusion. Enfin, parmi les représentants de cette grande génération de cliniciens, une mention est due à Andral pour avoir décrit la forme suffocante de la maladie.

Jusqu'à ce moment, les observateurs n'avaient pas été frappés par la physionomie toute particulière de cette modalité de la tuberculose. C'est Fournet le premier, en France, qui mit en relief ce fait important : la prédominance des phénomènes généraux sur les symptômes locaux. Dans sa description clinique figurent au premier plan deux syndromes : l'asphyxie et la fièvre qu'il nomme fièvre hectique aiguë. Il va même jusqu'à admettre que le mouvement fébrile précède l'éruption tuberculeuse. « Tout porte à croire, dit-il, au moins chez un certain nombre de malades, que les phénomènes généraux préexistent à l'infiltration tuberculeuse pulmonaire et sont l'expression des mouvements morbides excités dans l'organisme par la cachexie tuberculeuse. » Que dans ces lignes on substitue au mot de cachexie celui d'infection, et l'on sera bien près de la conception actuelle de la phtisie aiguë.

Avec Waller, la question entre dans une nouvelle phase bien plus féconde au point de vue clinique, mais où l'on s'écarte de plus en plus de la vérité au point de vue pathogénétique. Mieux étudiée en ce qui concerne surtout sa symptomatologie, la phtisie aiguë apparaît si dissemblable de la phtisie chronique vulgaire qu'on arrive à nier la communauté d'origine de ces deux processus. Aussi le mémoire de Waller marque-t-il une date décisive dans l'histoire de la phtisie aiguë. Frappé des analogies que présente cet état morbide avec certaines pyrexies, la fièvre typhoïde, en particulier, Waller en conclut que la phtisie aiguë est une maladie primitivement générale, absolument distincte de la tuberculose, tenant à une dyscrasie spéciale, albumineuse, avec altération du sang. Il sépare la tuberculose miliaire de la tuberculose infiltrée qu'il rapproche de la pneumonie et décrit cinq variétés de phtisie miliaire : 1° à forme de typhus, 2° à forme de catarrhe pulmonaire aigu, 3° à forme de fièvre gastrique, 4° à forme de fièvre intermittente, 5° à forme de delirium tremens. La description clinique que Waller nous a laissée de certaines modalités de la tuberculose aiguë reste encore vraie ; mais ses aperçus sur la nature de la maladie ont ouvert l'ère des controverses qui se sont prolongées jusque dans ces derniers temps.

Vint ensuite la remarquable monographie de Leudet, consacrée à l'étude anatomique et clinique non seulement de la tuberculose aigue proprement dite, mais encore des phtisies rapides. « Tantôt, dit-il, l'affection ne consist que dans une marche rapide, une évolution accélérée de symptômes de la phtisie chronique; d'autres fois c'est un appareil symptomatique complètement différent, plutôt une maladie aiguë que chronique et qu'on peut confondre avec une fièvre typhoïde ou une bronchite capillaire. » Leudet avait très bien vu qu'à côté des tubercules miliaires on peut trouver également du tubercule jaune et ramolli et en conclut à l'unicité pathogénétique de ces divers processus. Le clinicien de Rouen n'était pas moins bien inspiré quand il divisait ces modalités de tuberculose en deux grandes classes : la première, phtisie aiguë, se présentant sous trois formes, forme de fièvre typhoïde, forme de catarrhe pulmonaire, forme latente ; la seconde, phtisie rapide, comprenant les formes massives, et en particulier celle que l'on a décrite plus tard sous le nom de pneumonie caséeuse. Enfin il remarqua le premier que la phtisie aiguë peut être épidémique. On voit qu'à tous égards Leudet mérite une place d'honneur parmi les historiens de cette maladie, qu'il avait bien mieux comprise que Waller.

Mais à cette époque les recherches cliniques s'effacèrent devant les controverses sur l'origine des affections phtisiogènes, entre les unicistes et les dualistes. Bien qu'elles aient beaucoup perdu de leur intérêt depuis la découverte du bacille de Koch, nous n'en croyons pas moins devoir rappeler les principaux travaux publiés sur la matière, en ce qui concerne d'abord la tuberculose miliaire, puis la phtisie pneumonique.

Les idées de Virchow sur la matière sont bien connues; il considère le tubercule comme une néoplasie, pouvant se développer par éruptions multiples et d'origine dyscrasique; la tuberculose granulique se comporterait comme une maladie maligne, infectieuse, susceptible de revêtir le caractère épidémique.

Puis vinrent les travaux de Robin, qui proclama que la granulation grise constitue un produit spécial, distinct de la phtisie dont la caractéristique anatomique est la matière caséeuse. Aussi Trousseau et Beau, s'appuyant sur les recherches histologiques de Robin, opposèrent-ils la phtisie granuleuse non tuberculeuse à la phtisie tuberculeuse proprement dite. Enfin parut la monographie d'Empis « sur la Granulie », maladie générale, distincte de la phtisie, ayant pour substratum anatomique la granulation grise. Malgré l'erreur que consacrait cette conception de la phtisie aiguë, il nous reste du livre d'Empis une excellente description clinique de la granulie.

Quant à l'histoire de la pneumonie caséeuse aiguë, elle date en réalité du mémoire de Reinhardt (1850), qui la sépara complètement de la tuberculose; pour lui les infiltrations caséeuses ne relèvent pas d'un processus tuberculeux mais d'un processus pneumonique, c'est-à-dire inflammatoire; la phtisie reconnaîtrait pour cause dans la grande majorité des cas une pneumonie caséeuse.

Virchow, après avoir bien décrit la granulation grise comme un nodule infectieux, accepta avec Reinhardt que c'est le processus pneumonique qui joue le principal rôle dans la phtisie, en ajoutant toutefois que cette inflammation caséeuse ne se développe que sous l'influence de la diathèse scrofuleuse.

Niemeyer alla encore plus loin que Virchow; suivant lui toute pneumonie et surtout toute pneumonie catarrhale serait susceptible de se terminer par caséification. La tuberculose elle-même ne reconnaîtrait d'autre origine que la résorption des produits caséeux; cette conception, Niemeyer l'a résumée dans une phrase souvent citée : « Le plus grand danger auquel est exposé un phtisique, c'est de devenir tuberculeux ».

Cette manière de concevoir la tuberculose fut encore plus nettement formulée par Buhl et Rühle; Buhl a soutenu, avec un grand nombre de faits à l'appui, que la tuberculose miliaire est une maladie infectieuse secondaire, consécutive à la résorption par l'organisme de la matière caséeuse, quelle que soit d'ailleurs la localisation du foyer caséeux, ce foyer étant bien entendu le résultat d'un processus inflammatoire quelconque.

Rühle est plus précis et affirme que c'est à la suite de l'introduction de matière caséeuse dans le torrent circulatoire qu'éclate la tuberculose miliaire aiguë.

La théorie dualiste avait rallié de nombreux adeptes, grâce à la haute autorité de Virchow. En France cependant la majorité des médecins étaient hésitants ; beaucoup d'entre eux restaient fidèles à la conception uniciste de Laënnec. C'est de cette époque que datent les mémorables travaux de Villemin qui auraient dû mettre un terme à toutes les discussions ; mais on ne comprit pas d'abord la haute portée des faits expérimentaux apportés par Villemin ; car l'esprit médical n'était pas alors orienté vers ce genre de recherches.

Lorsque Villemin eut fait connaître l'inoculabilité du tubercule, MM. Hérard et Cornil montrèrent que la matière caséeuse possède, elle aussi, des propriétés virulentes. Ils en conclurent que la phtisie aiguë peut être due soit à la granulation grise, soit au tubercule caséeux; à la première altération correspondrait la diffusion des lésions, à la seconde, au contraire, leur agglomération, d'où la production des foyers caséeux. Néanmoins c'est dans un état inflammatoire du poumon que devait être cherchée la véritable cause des accidents aigus de la phtisie. Enfin, pour bien faire voir la nature tuberculeuse de la pneumonie caséeuse, ces auteurs admettaient que « la granulation précède toujours la pneumonie, et, dans les cas rares où la pneumonie n'est pas accompagnée de granulations apparentes, ces granulations ont existé au début du processus et plus tard se sont confondues dans la dégénérescence caséeuse ou ulcérative du tissu pulmonaire ». C'est également à la nature tuberculeuse de la pneumonie caséeuse que M. Lépine tend à conclure, dans sa thèse d'agrégation (1872).

Ce ne fut cependant pas aux données expérimentales, mais bien aux recherches histologiques de l'École française et de M. Grancher en particulier, que l'on dut le retour à la doctrine uniciste ; en effet, M. Grancher établit qu'il y a entre un nodule tuberculeux et un amas caséeux identité de structure; Thaon, sans aller tout à fait aussi loin, reconnut néanmoins que ces deux lésions sont de même nature et que la pneumonie caséeuse n'est qu'une lésion propre de la diathèse tuberculeuse. Les remarquables leçons de Charcot contribuèrent aussi à fixer les idées sur cette question. Vers la même époque parut l'excellent article de M. Hanot dans le *Dictionnaire de médecine et de chirurgie pratiques*; dans cet intéressant exposé de la phtisie pulmonaire on trouve une véritable monographie consacrée à l'étude clinique de la phtisie aiguë, qu'il divise en phtisie miliaire et phtisie pneumonique.

La découverte du bacille de Koch (1882), qui aurait dû mettre un terme à toutes les discussions, faillit jeter à nouveau la confusion dans ce chapitre de la tuberculose. Les premières recherches du microbe pathogène dans la phtisie aiguë avaient été poursuivies sans succès; mais ces échecs, ainsi qu'on ne tarda pas à s'en apercevoir, tenaient surtout à une technique insuffisante. Aujourd'hui sans conteste la phtisie aiguë est l'œuvre du bacille de Koch, et c'est en se fondant sur les récentes données bactériologiques que MM. Grancher et Hutinel ont publié leur important article sur la phtisie pulmonaire du *Dictionnaire encyclopédique des sciences médicales*.

C'est surtout à l'étude expérimentale de la tuberculose que nous devons la connaissance d'un certain nombre de faits qui éclairent d'un jour nouveau la pathogénie de la phtisie aiguë ; la mention de ces travaux trouvera ultérieurement sa place dans le cours de notre exposé.

PREMIÈRE PARTIE

ÉTUDE CLINIQUE DE LA TUBERCULOSE PULMONAIRE AIGUË

I

Classification des formes de la tuberculose aiguë.

La tuberculose pulmonaire aiguë comprend, avons-nous dit au début de ce travail, toutes les modalités de tuberculose dont la marche est assez rapide pour entraîner la mort par infection générale ou par asphyxie bien plus que par hecticité secondaire à la fonte du parenchyme pulmonaire. Ainsi définie, elle se présente sous deux formes anatomo-pathologiques distinctes : l'une, où la lésion fondamentale est la granulation grise, phtisie aiguë granulique, granulie, tuberculose miliaire aiguë; l'autre, où l'infection bacillaire amène la production de tubercules massifs, phtisie aiguë pneumonique, pneumonie caséeuse des anciens auteurs. Entre ces deux grands types, la ligne de démarcation est bien tranchée aux points de vue anatomique, clinique et sans doute aussi pathogénique, plus nette même, comme nous le verrons en parlant de la pneumonie caséeuse, que ne l'admettent les auteurs français contemporains.

Or, la *tuberculose miliaire aiguë* elle-même se traduit par des expressions cliniques variées et trop disparates pour qu'on puisse les réunir dans une description unique. La plupart des nosographes depuis Waller, surtout en

France, l'ont compris; mais leurs classifications, fondées soit sur la séméiologie, soit sur l'anatomie pathologique, prêtent toutes à la critique. Cependant, l'accord s'est établi entre les auteurs contemporains pour diviser les variétés cliniques de la granulie en deux grands groupes suivant l'intensité des phénomènes thoraciques. Si cette maladie s'accuse toujours par deux ordres de manifestations morbides, dont les unes relèvent de l'intoxication du sang, et les autres des lésions développées dans l'appareil respiratoire, tantôt c'est la note infectieuse qui domine, alors que les granulations miliaires disséminées dans le parenchyme pulmonaire ne donnent lieu qu'à des symptômes peu accusés; tantôt, au contraire, à côté des phénomènes généraux, une place considérable dans le complexus morbide revient aux manifestations locales que déterminent les altérations tuberculeuses ou péri-tuberculeuses des voies respiratoires. Dans le premier cas la maladie revêt les allures d'une pyrexie; dans le second, celles d'une affection phlegmasique banale des voies respiratoires, telle que la bronchite, la broncho-pneumonie, la pleurésie.

Chacune de ces grandes classes de granulie demande à être subdivisée à son tour. Si c'est avec la fièvre typhoïde que la granulie à forme de pyrexie présente d'habitude les analogies les plus prononcées, il peut aussi arriver que le caractère infectieux du processus soit moins accusé, empruntant le masque d'une pyrexie en apparence moins sévère. A côté donc de la granulie à forme typhoïde, de la typho-bacillose, il faut, pour des raisons sur lesquelles nous reviendrons ultérieurement, décrire dans un chapitre spécial cette modalité à note infectieuse atténuée de granulie pyrétique.

En ce qui concerne la *tuberculose aiguë à forme thoracique*, il semblerait rationnel d'en décrire autant d'espèces morbides qu'il est de lésions pleuro-pulmonaires secondaires à la bacillose aiguë. Or, bronchite des grosses bronches, congestion pulmonaire, bronchite capillaire, broncho-pneumonie, pleurésie, toutes ces altérations peuvent accompagner l'infiltration miliaire des voies respiratoires ; d'où autant de variétés de tuberculose aiguë. Mais, comme elles se combinent souvent entre elles, une semblable classification, quelque rationnelle qu'elle paraisse, compliquerait et morcellerait sans profit réel la description et mieux vaut se borner à l'étude successive de types moins nombreux.

Il en est un d'abord, accepté par tous, qui s'individualise par la brusquerie d'apparition et l'intensité de la dyspnée, et qui, par suite de la prédominance de ce trouble fonctionnel sur les signes physiques, peut servir en quelque sorte de transition entre les formes purement pyrétiques et les formes phlegmasiques. Dans une seconde catégorie prendront place les cas où la granulie a les allures d'une inflammation bronchitique ou broncho-pneumonique. Reste enfin un groupe tout naturel de faits, ceux où la granulie se traduit surtout par des phénomènes pleurétiques.

Contrairement à ce qu'il en est pour la granulie, la clinique, malgré certaines dissemblances de détail, permet de confondre dans une seule et même description les variétés en réalité peu distinctes de la *phtisie pneumonique*. Mais nous ne saurions, avec les nosographes français les plus récents, scinder l'histoire de la pneumonie caséeuse, suivant qu'elle aboutit ou non à la fonte du parenchyme pulmonaire, à la production de cavernes. L'occasion se présentera plus loin d'exposer les motifs qui nous amènent à étudier ici cette affection dans toutes ses modalités qui constituent selon nous des variétés d'un même type et non des espèces distinctes.

Cette conception offre d'ailleurs l'avantage de simplifier une question très embarrassante pour les auteurs qui font de l'absence de toute ulcération pulmonaire le critérium de la tuberculose aiguë : celle de la phtisie galopante qu'ils ne savent où placer, entre la phtisie pneumonique ulcéreuse, dont elle se différencie surtout tant par la multiplicité des lésions que par son évolution moins brutale et la phtisie chronique dont elle se rapproche au point de vue anatomique, mais se distingue par un caractère fondamental, la marche rapide, nettement infectante.

En réalité la phtisie galopante ou subaiguë est un type morbide hybride où se trouvent artificiellement réunis deux ordres de faits nosologiquement distincts : le premier se caractérise anatomiquement par des foyers broncho-pneumoniques multiples à fonte caséeuse rapide et intoxication très prompte de l'économie, et relève par suite de l'infection tuberculeuse aiguë où nous devons lui faire place ; le second ne diffère de la phtisie chronique que par la vivacité d'allures du processus anatomique et clinique, si bien qu'on a pu en dire qu'il constitue une phtisie chronique sans la chronicité. Aussi, contrairement à l'opinion actuellement en cours, croyons-nous devoir ici étudier cette forme de bacillose aiguë dont la caractéristique est la production de noyaux broncho-pneumoniques multiples, à tendance ulcérative et qui sert de trait d'union entre la phtisie pneumonique et la phtisie chronique.

Nous aboutissons ainsi à une classification qui se trouve résumée dans le tableau suivant :

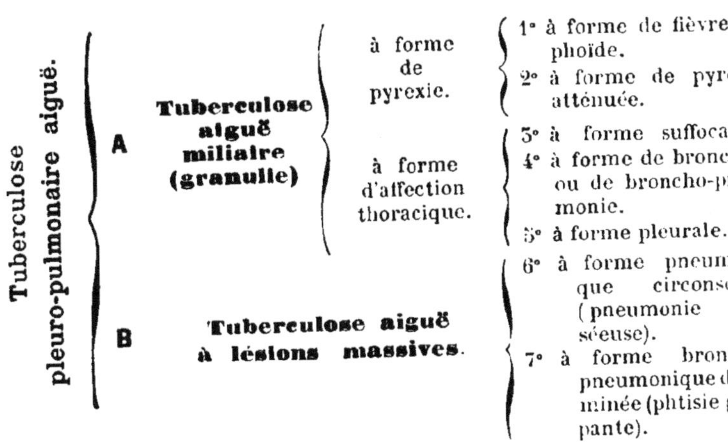

Tuberculose pleuro-pulmonaire aiguë.	A	**Tuberculose aiguë miliaire (granulie)**	à forme de pyrexie.	1° à forme de fièvre typhoïde.
				2° à forme de pyrexie atténuée.
			à forme d'affection thoracique.	3° à forme suffocante.
				4° à forme de bronchite ou de broncho-pneumonie.
				5° à forme pleurale.
	B	**Tuberculose aiguë à lésions massives.**		6° à forme pneumonique circonscrite (pneumonie caséeuse).
				7° à forme broncho-pneumonique disséminée (phtisie galopante).

CHAPITRE I

DE LA TUBERCULOSE AIGUË MILIAIRE

I

Étude clinique de la tuberculose miliaire aiguë en général.

Si la diversité des formes de la tuberculose miliaire aiguë ne nous permet pas de les réunir dans une seule et même description, il n'en est pas moins utile de mettre en relief les traits cliniques qui leur sont communs et qui par suite constituent en quelque sorte la caractéristique de cette maladie dans toutes ses modalités, en apparence si dissemblables. L'exposé ultérieur des diverses modalités de la tuberculose aiguë y gagnera en clarté, tout en évitant de trop nombreuses redites.

Cette étude synthétique de la granulie peut être faite à plusieurs points de vue, et nous aurons successivement à rechercher ce qu'elle offre de spécial dans son mode de début, sa symptomatologie générale et locale et enfin son évolution. Quant au diagnostic, il ne comporte pas une étude d'ensemble, étant donné qu'à ce point de vue la question se pose en termes différents suivant que la granulie revêt telle ou telle forme.

Période de début de la tuberculose miliaire. — Que l'infection granulique se concentre sur un seul appareil ou qu'elle se généralise rapidement, envahissant de toutes parts séreuses et viscères, les manifestations cliniques n'en offrent pas moins d'habitude au début un caractère éminemment insidieux. Pour le comprendre il suffit de se rappeler l'évolution du processus tuberculeux aigu, telle que nous l'exposerons dans notre étude pathogénique. Le premier acte de ce processus est l'infection du sang, la bacillémie; c'est dire que les phénomènes révélateurs d'une intoxication générale doivent précéder, jusque dans les formes les moins diffuses de granulie, les manifestations locales. Or, comme de l'avis de tous les expérimentateurs, le liquide sanguin ne fournit pas un milieu favorable au développement du bacille de Koch, cette intoxication doit s'effectuer moins promptement et parler moins haut que dans maints autres états infectieux, dépendant d'un micro-organisme qui vit plus à son aise dans le sang.

D'autre part, les lésions tuberculeuses qui correspondent au second acte de la maladie n'ont pas d'ordinaire la vivacité d'allures des inflammations franches ; tout au contraire, elles envahissent l'économie sans y susciter immédiatement les réactions intenses qui sont le propre des phlegmasies simples, *a frigore*, par exemple. C'est ainsi que la méningite, que la péritonite tuberculeuses, n'ont pas une entrée aussi bruyante que la méningite, que la péritonite traumatiques.

On conçoit dès lors pourquoi les manifestations générales sont les premières en date et aussi pourquoi la phase initiale, qu'il s'agisse des phénomènes d'infection ou des symptômes locaux, s'effectue à bas bruit.

Il en est ainsi, que la granulie soit consécutive à une phtisie chronique, ou qu'elle apparaisse chez un individu encore indemne de toute lésion tuberculeuse accessible à nos moyens d'investigation. Nous prendrons comme type de notre description le second cas, parce qu'il nous représente la maladie en quelque sorte à l'état de pureté, dégagée de tout élément accidentel qui en modifie la physionomie.

Un malaise général, l'inaptitude au travail physique et intellectuel, des perturbations du caractère qui devient irascible ou maussade, l'irrégularité du sommeil que troublent des rêvasseries ou des rêves pénibles avec une grande fatigue au réveil, la diminution de l'appétit, la torpeur des fonctions digestives, des épistaxis, une céphalée vague : ce sont autant de manifestations morbides qu'on observe dans maintes maladies infectieuses à leur début. Il en est de même des frissonnements ou des accès fébriles assez légers pour que parfois le malade n'en ait pas conscience, et qui pourraient passer inaperçus, n'étaient l'accélération constante du pouls et les données fournies par l'exploration thermométrique.

Mais tandis que dans la plupart des pyrexies infectieuses la période prodromique n'a pas une longue durée et que bientôt l'affection arrive à sa période d'état, dans la tuberculose aiguë l'invasion est habituellement lente ; si parfois il ne se passe guère plus d'un septénaire avant que d'autres manifestations plus nettes apparaissent, souvent aussi, plus souvent même, cette phase de germination se prolonge deux ou trois semaines ; il peut même arriver que le malaise s'atténue pendant quelques jours, comme si l'économie reprenait le dessus entre deux poussées infectieuses successives.

Mais ces rémissions, plus apparentes que réelles, ne sauraient tromper un œil exercé ; car, alors même que la santé semble renaître, on constate que l'amaigrissement qui s'est produit dès les premiers jours ne se ralentit pas. Cette émaciation qui contraste parfois avec une conservation relative des forces est souvent d'autant plus significative qu'elle ne s'explique point par une perte absolue de l'appétit. Elle constitue un des meilleurs signes de l'invasion tuberculeuse et l'on peut dire qu'il n'est aucun état morbide, fût-il accompagné d'une fièvre intense, où elle soit si précoce et si accusée.

A ces phénomènes qui, à part le mouvement fébrile, pourraient faire craindre l'éclosion aussi bien d'une affection cachectisante que d'une infection lente, s'en joignent bientôt deux autres qui appellent l'attention du côté des voies respiratoires; c'est d'abord un état dyspnéique continu et à caractère paroxystique se produisant sans cause appréciable, et non à la suite d'efforts, comme dans les affections cardiaques; c'est ensuite une petite toux sèche et assez pénible. Ces deux symptômes relèvent soit de l'invasion des poumons par les granulations miliaires, qui rétrécissent le champ de l'hématose, soit d'une adénopathie trachéo-bronchique, dont Lereboullet a montré l'importance diagnostique au début de la tuberculose aiguë. On sait, en effet, que le tissu ganglionnaire constitue un terrain très favorable au développement de la lésion tuberculeuse, si bien que celle-ci y est parfois très avancée, alors qu'elle n'est encore qu'à sa première étape dans les viscères où elle a pris naissance. Dans ces cas un examen minutieux de la région interscapulaire peut quelquefois mettre sur la voie du diagnostic.

Tel n'est pas toujours le début de la tuberculose aiguë. Il arrive aussi que l'infection bacillaire donne lieu d'emblée à une réaction inflammatoire intense sur l'appareil respiratoire, et qu'après une période prodromique extrêmement courte ou même nulle, des lésions phlegmasiques du côté des bronches, du parenchyme pulmonaire ou de la plèvre, s'affirment par des caractères cliniques très tranchés. La tuberculose entre alors en scène à la manière des affections inflammatoires franches, revêtant, par exemple, le masque d'une bronchite capillaire, d'une broncho-pneumonie ou d'une pleurésie aiguës. Ce mode brusque d'invasion s'observe surtout dans les cas où la granulie apparaît à titre d'infection secondaire à la suite d'une maladie qui lui prépare en quelque sorte les voies, comme la rougeole, la coqueluche, la grippe.

Enfin il peut en être de même lorsque les granulations envahissent tout à coup une étendue considérable du parenchyme pulmonaire ou y déterminent un raptus congestif intense et généralisé ; ainsi s'explique le début parfois foudroyant de la forme suffocante de la tuberculose aiguë.

Période d'état. — Quelque insidieux qu'ait été le début, un moment vient où la maladie entre dans sa période d'état, caractérisée par un ensemble de phénomènes, les uns généraux, les autres locaux.

Tantôt les premiers dominent la scène et l'on se trouve en présence de la granulie à forme de pyrexie ; tantôt au contraire ce sont les troubles réactionnels, dépendant de l'imprégnation tuberculeuse de tel ou tel organe, de tel ou tel appareil, qui figurent au premier plan et ainsi sont constitués des états morbides très dissemblables au point de vue séméiologique comme la tuberculose aiguë pleuro-pulmonaire, péritonéale, méningée. En fait de processus de ce genre nous n'avons à étudier ici que leurs formes pleuro-pulmonaires. Quant à la granulie proprement dite, elle rentre également dans notre sujet; car, malgré la diffusion des lésions, c'est toujours, surtout chez les adultes, du côté des poumons qu'apparaissent les symptômes réactionnels les plus accusés.

Les limites de notre étude étant ainsi déterminées, nous avons à rechercher si la physionomie clinique de la tuberculose miliaire à sa période confirmée présente certains traits qui lui soient propres. Nous laisserons ici de côté aussi bien les phénomènes généraux que les manifestations locales étrangères à l'appareil respiratoire; car leur exposé sera mieux à sa place dans la description de la forme typhoïde de la granulie où, en raison de la diffusion des lésions, les uns et les autres acquièrent leur maximum d'intensité, en reléguant au second plan les symptômes pleuro-pulmonaires; quant à ceux-ci, il y a au contraire tout avantage à en esquisser une description d'ensemble qui puisse simplifier l'étude ultérieure des diverses modalités de la tuberculose à forme thoracique.

Ce n'est pas cependant que *les signes locaux* tant objectifs que subjectifs, fournis par l'appareil respiratoire, soient habituellement assez caractéristiques pour dicter le diagnostic. On pourrait du reste le prévoir *a priori*. Nous savons en effet que dans la granulie il faut tenir compte non seulement des granulations, mais aussi des lésions réactionnelles qu'elles déterminent autour d'elles, congestions circonscrites ou inflammations péri-tuberculeuses. Or les premières sont à peu près muettes au point de vue symptomatique; tout au plus, quand elles sont très confluentes, produisent-elles, en comprimant les bronches, de l'atélectasie et de l'emphysème vicariant qui se traduisent par des phénomènes stéthoscopiques d'une constatation souvent très délicate. Quant aux lésions secondaires hyperémiques ou inflammatoires, elles n'ont aucun caractère qui permette de les différencier des congestions ou phlegmasies non spécifiques. Que, par exemple, une broncho-pneumonie soit ou non tuberculeuse, elle se traduit par les mêmes symptômes objectifs et subjectifs.

Toutefois en raison du rôle considérable que jouent les raptus congestifs dans l'évolution de la granulie, les signes physiques sont d'habitude mobiles et fugaces comme ces poussées hyperémiques elles-mêmes. Ajoutons que, comme dans toutes les variétés de tuberculose, le processus présente pour les sommets des poumons une prédilection dont l'importance diagnostique ne demande pas à être soulignée, et qui d'ailleurs est ici moins prononcée que dans la phtisie chronique.

Le seul phénomène qui se lie directement à la présence de granulations confluentes dans les poumons et qui par suite fait rarement défaut, c'est l'*oppression*. Dès les premiers jours de la maladie, on voit la respiration s'accélérer et les mouvements respiratoires atteindre le chiffre de 30 à 40 par minute chez l'adulte, de 70 à 80 chez l'enfant. Bientôt on constate de la dyspnée dans le sens strict du mot, c'est-à-dire que les muscles inspirateurs sont astreints à un travail exagéré. Cette perturbation de la fonction respiratoire qui appartient à toutes les variétés de granulie et domine même la scène dans l'une d'elles, la forme suffocante, est d'autant plus caractéristique qu'elle se montre d'ordinaire disproportionnée avec les signes physiques, puisqu'elle est surtout causée par les granulations tuberculeuses inaccessibles à nos moyens d'investigation. Aussi constitue-t-elle le meilleur signe local de la granulie pulmonaire.

Il est rare que la respiration affecte un type spécial; néanmoins à titre exceptionnel nous citerons l'existence du type de Cheyne-Stokes, observé dans trois cas par Reinhold.

Quant à la *toux* et à l'*expectoration*, elles offrent rarement des caractères particuliers. En général, les granuliques toussent et crachent peu; la toux est d'habitude sèche et quinteuse; les crachats d'ordinaire glaireux ou muqueux présentent assez souvent des stries de sang rutilant; pour l'hémoptysie vraie, elle n'est pas très commune.

Marche de la tuberculose miliaire aiguë. — Ce qui caractérise d'ordinaire à ce point de vue la maladie, même à sa période confirmée, c'est de ne pas procéder *uno tenore*. Rien de cyclique, rien de régulier dans sa marche; comme l'étude anatomo-pathologique peut le faire prévoir, elle évolue en quelque sorte par bonds, par poussées successives; entre ces poussées se produisent souvent des phases de rémission plus ou moins complète qui parfois sont assez prolongées pour donner lieu à des espérances bien vite déçues. D'habitude ces accalmies sont plus apparentes que réelles; car, alors même que la détente dans les phénomènes généraux et locaux semble prononcée, et que le malade et son entourage reprennent confiance, on voit le plus souvent persister et même s'accentuer les manifestations fondamentales de la granulie, la dyspnée et le dépérissement, si bien que l'affection s'achemine rapidement vers sa terminaison fatale. Le médecin est désarmé non seulement contre la maladie, mais aussi contre telles manifestations morbides des plus pénibles, que les médications appropriées combattent habituellement avec succès, comme la dyspnée ou l'élévation thermique et l'on peut dire que cette impuissance même de la thérapeutique à pallier des accidents de ce genre a une valeur diagnostique dans les cas douteux; car elle doit faire soupçonner l'existence d'une évolution tuberculeuse.

En résumé, début généralement insidieux et prolongé dont la note dominante est une émaciation rapide, marche irrégulière de l'évolution morbide, traversée souvent par des phases d'accalmie ou de rémission, mobilité des phénomènes respiratoires qui sont d'habitude en disproportion flagrante avec une dyspnée progressive, tels sont, abstraction faite des phénomènes généraux, les traits cliniques essentiels de l'infection tuberculeuse aiguë. Aucun n'a une valeur pathognomonique; ils ne valent que par leur association.

C'est seulement dans l'examen bactériologique des crachats ou du sang qu'on pourrait trouver un critérium certain de la bacillose. Or, en ce qui concerne les produits expectorés, on sait qu'il est très rare d'y rencontrer des bacilles, tant que les granulations ne sont pas à la phase de ramollissement. D'autre part la recherche du micro-organisme de Koch dans le sang est très difficile et le plus souvent vaine, de l'avis même de ceux qui ont eu la bonne fortune de le trouver sur le vivant, soit dans les vaisseaux périphériques, soit dans le suc extrait par ponction de la rate, comme Meisels, Rütimeyer, Sticker, Ulacacis. Aussi, à défaut d'antécédents significatifs de tuberculose qui sont loin d'être constants, et n'ont d'ailleurs qu'une valeur relative, le *diagnostic* présente-t-il le plus souvent de grandes difficultés, au moins dans les premières périodes de la maladie. L'étude des diverses modalités de la tuberculose miliaire aiguë va d'ailleurs nous montrer combien il est d'états morbides absolument dissemblables dont elle emprunte à l'occasion la physionomie clinique.

II

Tuberculose miliaire aiguë à forme typhoïde.

GRANULIE PROPREMENT DITE, TYPHO-BACILLOSE

C'est, avec la forme catarrhale, la plus fréquente de toutes les variétés de tuberculose aiguë; c'est en tout cas celle qui présente la physionomie la plus saisissante, traduisant à la fois le caractère infectieux et la tendance à la généralisation de l'infection bacillaire. Les éruptions granuliques se font de toutes parts, en quelque sorte au hasard, mais sans produire dans aucun organe d'altérations péri-tuberculeuses massives; aussi, malgré la prédominance habituelle du processus dans l'appareil respiratoire, les symptômes pulmonaires restent-ils au second plan, perdus dans un ensemble symptomatique qui rappelle celui des maladies *totius substantiæ* à note franchement infectieuse; aussi cette modalité de la granulie présente-t-elle la plus frappante similitude clinique avec la pyrexie par excellence, la fièvre typhoïde, à telles enseignes que souvent, du premier au dernier jour, le diagnostic reste en suspens entre ces deux processus morbides.

Exposé des symptômes et mise en valeur des éléments du diagnostic différentiel doivent donc aller de pair, et il y a tout avantage à suivre l'exemple des auteurs classiques qui se sont attachés à exposer comparativement les phénomènes qui se produisent dans les divers appareils au cours de ces deux maladies. De la sorte on arrive à mettre en relief aussi bien leurs similitudes que leurs dissemblances.

Période d'invasion. — Nous ne reviendrons pas ici sur la description de la période d'invasion que nous avons esquissée plus haut. Comme dans la fièvre typhoïde, elle présente toujours un caractère traînant; d'habitude même elle se prolonge plus longtemps que dans cette maladie; le premier interrogatoire révèle souvent que l'altération de la santé remonte à deux, trois septénaires ou même davantage, parfois avec des rémissions passagères qui ont fait croire à la guérison imminente d'une indisposition insignifiante. En outre quelques caractères ou plutôt quelques nuances cliniques permettent dans une certaine mesure de différencier cette phase de germination dans les deux maladies. Chez le typhique les troubles digestifs, le mouvement fébrile, les bourdonnements d'oreille, les vertiges, la prostration, sont d'habitude plus prononcés, les épistaxis plus fréquentes; par contre dans la typhobacillose on note plus souvent une certaine accélération des mouvements respiratoires, parfois avec une véritable dyspnée et surtout un amaigrissement rapide. Enfin la courbe thermique y est irrégulière, tandis qu'elle s'élève graduellement dans la fièvre typhoïde.

Mais, au bout d'un certain temps, chez le tuberculeux le mouvement fébrile s'affirme, s'accuse, ainsi que les troubles nerveux; dès lors l'état typhoïde est constitué avec son cortège symptomatique habituel, similaire à celui de la dothiénentérie à la fin du premier septénaire.

Symptômes neuro-musculaires. — Les auteurs s'accordent à reconnaître que l'adynamie est moins précoce et aussi moins profonde dans la phtisie aiguë que dans la fièvre typhoïde. Tandis que le typhoïdique est bientôt condamné à rester couché sur le dos, dans une immobilité quasi absolue, le tuberculeux, malgré la grande faiblesse qu'il accuse, persiste quelquefois à vouloir se lever pendant quelques heures de la journée où la fièvre n'est pas vive; quand les forces lui manquent, il s'assied sans trop de difficultés dans son lit et y change assez volontiers de position, se plaçant souvent dans le décubitus latéral. Sa physionomie n'exprime pas d'ordinaire la même stupeur que celle du typhique, et, alors même que les lèvres sont fuligineuses, les narines pulvérulentes, — ce qui est exceptionnel, — il répond encore avec effort et en quelque sorte avec un profond découragement, mais avec une certaine netteté aux questions qu'on lui pose. S'il éprouve moins de douleur que le typhique dans les masses musculaires des membres et de la nuque, il présente par contre souvent une hyperesthésie généralisée des téguments avec contraction grimaçante de la physionomie; d'autres fois l'exagération de la sensibilité est limitée à une région du corps, abdomen ou thorax, où le seul contact du doigt est des plus pénibles.

La céphalée est généralement peu intense, souvent intermittente; elle occupe surtout les régions frontale et occipitale.

De même que les phénomènes adynamiques, les symptômes d'ataxie sont d'ordinaire moins accusés dans la granulie; la carphologie, les soubresauts de tendons, sont rares, sauf dans les cas où les méninges sont touchées. Le délire est d'habitude moins continu, plus logique et surtout moins impulsif et moins violent; c'est plutôt du subdelirium qui se manifeste particulièrement la nuit, pour disparaître au point du jour. Il manque du reste souvent dans les deux premiers septénaires, pour n'apparaître qu à la période ultime. Il va de soi d'ailleurs que, pour peu que les méninges soient envahies, des manifestations ataxiques intenses apparaissent. C'est à titre exceptionnel qu'elles se produisent en dehors de toute complication méningée. Cependant Reinhold et Hénoch ont cité deux cas de ce enre, le premier chez une femme névropathe, le second chez un enfant.

Organes des sens. — Les bourdonnements d'oreille et la surdité manquent souvent ou sont beaucoup moins accusés dans la granulie que dans la fièvre typhoïde. Par contre la photophobie y est d'habitude plus prononcée et dans quelques cas l'existence de troubles oculaires conduit à pratiquer l'examen ophtalmoscopique qui décèle un dépôt de granulations tuberculeuses sur la choroïde. Les lésions oculaires sont ordinairement bilatérales; elles occupent surtout le pôle postérieur de l'œil. la macule, les environs de la papille du nerf optique, sous forme de petites taches jaunes plus ou moins saillantes. On peut aussi, mais très rarement, trouver des tubercules sur la rétine et le nerf optique.

Il est à remarquer que les lésions oculaires, qui ont une valeur pathognomonique, font le plus souvent défaut : c'est ainsi que huit fois seulement sur cinquante faits de tuberculose miliaire, à forme méningitique ou non, Reinhold a obtenu des résultats positifs. C'est d'ailleurs à une période avancée de la maladie que la présence des granulations choroïdiennes s'accuse à l'ophtalmoscope; car il faut pour cela que celles-ci aient acquis un certain volume. Toutefois divers auteurs prétendent les avoir trouvées dès le début, vingt-quatre heures même après l'apparition du mouvement fébrile. Mais ne s'agissait-il pas dans ces cas de formes de granulie restées quelque temps latentes?

Symptômes thoraciques. — Nous abordons ici l'étude des phénomènes locaux qui relèvent de l'envahissement de tel ou tel appareil par des poussées granuliques. Abstraction faite des formes méningées qui ne rentrent pas dans notre sujet, c'est habituellement dans les poumons que l'éruption tuberculeuse est le plus accusée; c'est là qu'elle donne lieu aux phénomènes réactionnels les plus prononcés; aussi, quelque prépondérante que soit la note générale dans le processus, les manifestations morbides du côté des voies respiratoires ne laissent pas d'avoir une réelle importance au point de vue du diagnostic et le plus souvent ce sont elles qui permettent de soupçonner la nature tuberculeuse de la maladie.

C'est ainsi que d'ordinaire l'accélération des mouvements respiratoires constitue un des premiers signes de la typho-bacillose. Au début, elle n'est point continue et ne s'accompagne pas d'une véritable dyspnée; mais à la période d'état la respiration de plus en plus rapide, atteignant le chiffre de cinquante à soixante mouvements par minute, devient laborieuse. Tantôt les malades n'accusent qu'un peu d'angoisse et une sensation de constriction derrière le sternum; d'autres fois il se produit de violentes crises d'orthopnée dues sans doute à l'irritation des nerfs pneumo-gastriques par des granulations et qui présentent un caractère intermittent comme tous les accidents de compression. Alors même que la gêne respiratoire ne s'affirme pas de la sorte, la teinte blafarde des téguments sur laquelle tranche la coloration cyanotique des lèvres et des extrémités témoigne d'un trouble profond dans l'hématose.

Mais ce qui, comme du reste dans toutes les formes de granulie, attire surtout l'attention du clinicien, c'est le défaut de parallélisme entre la dyspnée et les phénomènes objectifs ou les signes perçus par l'examen direct des voies respiratoires. C'est ainsi que le malade tousse à peine, mais d'une toux quinteuse et pénible et qu'il expectore fort peu. Le plus souvent les crachats sont purement glaireux ou mousseux en raison de la congestion pulmonaire concomitante aux granulations. Quand celle-ci est très prononcée, on y voit des stries de sang rutilant ; assez rarement enfin il se produit de véritables hémoptysies qui sont habituellement peu abondantes. Est-il nécessaire de dire qu'ici l'examen bactériologique s'impose ; mais il fournit très rarement des renseignements décisifs ; car les bacilles de Koch font presque toujours défaut, alors même que les poumons sont criblés de granulations miliaires. On ne les trouve guère que dans les crachats hémoptoïques, et encore faut-il faire des examens répétés qui permettent parfois d'en découvrir quelques-uns, alors que la veille ou le lendemain leur recherche reste vaine.

Les données plessimétriques ne sont pas d'habitude plus concluantes ; la percussion entravée d'ailleurs souvent par l'hyperesthésie des parois thoraciques ne révèle en général rien d'anormal ; parfois cependant on constate, surtout au sommet des poumons, des zones de submatité dues à un foyer congestif, alternant avec des zones de tympanisme produites par un emphysème localisé.

Tout aussi variables sont les indications fournies par l'auscultation. Dans la fièvre typhoïde, la dyspnée est généralement en rapport avec les lésions que l'on trouve dans la poitrine, bronchite généralisée ou congestion des bases, ou bien la respiration semble peu souffrir d'une lésion hypostatique assez accusée; dans la granulie, au contraire, les signes stéthoscopiques font souvent à peu près défaut, alors que l'oppression est très prononcée. Le murmure respiratoire affaibli en certains points, rude et saccadé en d'autres, des râles fins ou des rhonchus disséminés, quelques frottements doux, voilà tout ce que l'oreille parvient à découvrir; aussi ces phénomènes n'ont-ils guère de valeur, sauf lorsqu'ils siègent exclusivement au sommet. Mais c'est loin d'être la règle; ce qui les caractérise plutôt, c'est leur extrême mobilité; un jour on entend, dans une région des poumons et le lendemain dans une autre, des crépitations fines, témoins de poussées congestives passagères. Cependant il peut arriver qu'à un moment donné se dessinent ici ou là des localisations lésionnelles plus fixes et plus nettes; des faits semblables servent en quelque sorte de trait d'union entre la typho-bacillose et les formes broncho-pulmonaires de la granulie.

Enfin il est à remarquer que, sauf dans les cas où l'adynamie est extrême, la tuberculose aiguë donne rarement lieu à des lésions hypostatiques; cela tient sans nul doute à ce que les malades ne sont pas condamnés au décubitus horizontal et changent souvent de position dans leur lit, et aussi à ce que le système nerveux dans son ensemble est relativement peu touché.

Symptômes abdominaux. — L'inappétence est la règle, mais parfois, suivant la remarque de Colin, dont nous avons pu dans un cas reconnaître l'exactitude, il n'y a pas anorexie absolue même à une période avancée de la maladie. D'ailleurs la langue n'offre que rarement la sécheresse, la teinte livide qui sont habituelles dans la fièvre typhoïde. L'alimentation n'en est pas moins souvent entravée par des vomissements répétés qui tantôt succèdent à des crises de toux, tantôt dépendent d'une poussée péritonéale ou méningée.

Le ventre est assez rarement météorisé, sauf quand il existe de la péritonite tuberculeuse ou un engorgement des ganglions mésentériques perceptible parfois à la palpation; parfois même il est rétracté en bateau, et ce, semble-t-il, qu'il y ait ou non lésion des méninges; s'il est souvent sensible au toucher, l'hyperesthésie ne se localise pas d'habitude à la région cæcale, mais porte sur toute la paroi abdominale.

Quant aux troubles intestinaux proprement dits, ils présentent des caractères très variables, si bien que les auteurs ne s'entendent pas sur la fréquence relative de la constipation ou de la diarrhée. La constipation paraît cependant être la règle, et même se montre souvent très rebelle; en tout cas il est absolument exceptionnel qu'il se produise dans la granulie une diarrhée colliquative et surtout que les selles y présentent une coloration analogue à la teinte jaune ocreuse si caractéristique des déjections typhiques; habituellement elles sont muqueuses ou glaireuses, s'accompagnant de ténesme, lorsque l'intestin est le siège d'ulcérations. Enfin divers auteurs ont signalé la production d'hémorrhagies intestinales; il ne faudrait pas croire cependant qu'elles soient fréquentes, ni même aussi communes que dans la fièvre typhoïde.

En ce qui concerne les indications fournies par l'exploration des grands viscères abdominaux, elles ont rarement une réelle valeur diagnostique. Toutefois, la rate est souvent hypertrophiée et, si la mégalosplénie n'est pas d'habitude très accusée, elle se manifeste à une période plus rapprochée du début que dans la fièvre typhoïde. En fait, l'hypertrophie de la rate n'offre d'intérêt clinique que dans la granulie des nouveau-nés; mais, disons-le en passant, on l'observe tout aussi bien, sinon davantage, dans la syphilis héréditaire. Enfin, quand cet organe présente des lésions tuberculeuses, la région splénique est très sensible à la pression.

C'est le cas de rappeler que Rütimeyer conseille de faire une ponction capillaire de la rate dans le but de rechercher les bacilles de Koch dans le sang ainsi recueilli ; mais, pour rationnelle qu'elle semble au premier abord, cette pratique n'est pas trop à recommander, s'il est vrai, comme le prétendent Sticker et Rühle, qu'elle donne parfois lieu à des ruptures de l'enveloppe de la rate par où du sang ou des produits infectieux pourraient tomber dans la cavité péritonéale.

Quant au foie, il est augmenté de volume dans la tuberculose comme dans la fièvre typhoïde; cette hypertrophie est plus accusée d'ordinaire chez le tuberculeux et s'accompagne quelquefois d'une poussée de périhépatite qui rend sensible au toucher la région de l'hypochondre droit. On n'a jamais signalé, que nous sachions, l'apparition de l'ictère au cours de la tuberculose aiguë.

Caractères du mouvement fébrile. — C'est sur l'évolution de la température que les travaux récents fournissent le plus d'indications; si les résultats auxquels on est arrivé sont en apparence contradictoires, cela tient à ce que la marche de la température offre une extrême variabilité.

Jusque dans ces derniers temps, la plupart des auteurs voyaient dans la fièvre un élément constant de la typho-bacillose. Or, il résulte de divers travaux allemands récents que la tuberculose miliaire aiguë peut évoluer sans fièvre appréciable, sans aucune élévation thermique. Eichhorst, Lange, et surtout Hager, Leichtenstern, Reinhold et Joseph admettent l'existence d'une forme apyrétique de la phtisie aiguë. Mais comme certains d'entre eux confondent dans une seule et même description toutes les modalités cliniques de la tuberculose aiguë, il est difficile de savoir sous quelle rubrique doivent être rangés ces faits de granulie apyrétique. Toutefois le relevé de ces observations, le plus souvent écourtées au point de vue clinique, montre qu'elles appartiennent plutôt aux formes dites latentes ou aux formes broncho-pulmonaires. C'est un fait en tout cas surprenant qu'un processus infectieux à tendances si envahissantes que la granulie puisse évoluer sans donner lieu à un mouvement fébrile appréciable.

Quoi qu'il en soit à cet égard, la température est, de l'avis de la plupart des nosographes, moins élevée d'ordinaire dans la granulie que dans les variétés de dothiénentérie similaires au point de vue de l'intensité des phénomènes généraux. Le chiffre de 40 degrés n'est guère dépassé, celui de 41 degrés tout à fait exceptionnel.

Mais ce qui offre beaucoup plus d'intérêt au point de vue diagnostique, c'est la courbe de la phtisie aiguë : car on n'y retrouve jamais les trois stades classiques du tracé typhoïdique. L'ascension n'est pas lentement progressive, comme dans la dothiénentérie ; l'acmé est d'habitude assez rapidement atteinte. A la période d'état les oscillations sont considérables, comme dans le stade amphibole de la fièvre typhoïde, et l'on constate entre les températures du matin et du soir des différences qui peuvent se chiffrer par un et même par deux ou trois degrés (Rühle). Il semble qu'à la fièvre continue se surajoute un processus fébrile hectique, et cela d'autant plus que les chutes thermiques s'accompagnent souvent de sueurs profuses.

D'autres fois, les périodes de rémission au lieu de n'être que de quelques heures se prolongent plusieurs jours. Après une ascension rapide, la température tombe soudain, reste à un niveau assez bas pendant deux, trois nycthémères, puis remonte non moins brusquement. Cette défervescence relative doit être rapprochée des rémissions qui se produisent dans l'évolution morbide en général et qui tiennent à une phase d'accalmie entre deux poussées granuliques successives.

Quant au *type inverse*, observé par Brünniche, quinze fois sur dix-sept cas de tuberculose miliaire aiguë, et qui est, comme on le sait, caractérisé par une exacerbation matinale avec rémission vespérale, tous les auteurs s'accordent aujourd'hui à le considérer comme absolument exceptionnel ; pour notre part nous ne l'avons jamais observé.

Ainsi, au début, ascension rapide puis irrégularité de la courbe et oscillations considérables plus ou moins prolongées dans ce qu'on peut appeler assez inexactement, pour faciliter le parallèle avec la fièvre typhoïde, la période d'état de la maladie, crises accompagnées parfois de sueurs abondantes rappelant l'hecticité, tels sont les caractères de l'évolution thermique dans la phtisie aiguë. Ajoutons que, suivant la judicieuse remarque de Jürgensen, la température subit bien moins que dans la fièvre typhoïde l'influence des agents antipyrétiques ; peut-être cependant faut-il jusqu'à un certain point faire une exception en faveur de l'antipyrine si vantée par l'École de Montpellier et par Landouzy, dont l'action, pour incontestable qu'elle soit, nous a toujours paru passagère.

Quant au *pouls*, il s'accélère bien plus vite dans la granulie pour atteindre un taux élevé, cent vingt pulsations et même davantage, contrairement à ce qui se voit dans la fièvre typhoïde; puis il se modèle en quelque sorte sur la température, sans cependant se ralentir en proportion des chutes thermiques. Il reste mou et dépressible, moins souvent dicrote que dans la dothiénentérie.

Parfois l'irrégularité et le ralentissement du pouls viennent déceler l'envahissement des méninges par la tuberculose; ces caractères de la pulsation artérielle peuvent aussi tenir à une atteinte du cœur, quoique celle-ci soit rarement accusée dans la granulie sauf à la phase tout à fait ultime.

Il est d'ailleurs absolument exceptionnel que l'examen du cœur y révèle des phénomènes morbides.

Éruptions. — Plusieurs d'entre elles n'ont aucune importance clinique: telles les poussées d'herpès labial et celles plus fréquentes de sudamina qui s'observent à la suite des crises sudorales; telles les taches purpuriques liées à l'altération du sang.

Quant aux taches rosées lenticulaires, ce phénomène si caractéristique de la dothiénentérie, elles ont donné lieu à des controverses. La plupart des cliniciens ne les ont jamais trouvées dans la phtisie aiguë; d'autres au contraire y ont observé une éruption identique à celle de la fièvre typhoïde. Sans révoquer en doute des faits positifs de ce genre, émanant d'observateurs éminents, l'existence d'un semblable exanthème n'en constitue pas moins un des meilleurs signes de probabilité en faveur de la fièvre typhoïde, alors surtout qu'il apparait dans le second septénaire de la maladie, par poussées successives.

Symptômes rénaux. — Comme dans toutes les pyrexies infectieuses, l'albuminurie peut se rencontrer dans la phtisie aiguë ; elle y est même parfois assez abondante, reconnaissant pour cause soit la dyscrasie sanguine, soit la présence de granulations miliaires dans les reins. D'après Albert Robin, l'urine serait plus claire que dans la fièvre typhoïde, plus riche en urée, en acide urique et en matières colorantes. Ces caractères n'ont qu'une minime importance ; tout au plus l'absence d'indican, ce pigment qu'on rencontre constamment dans l'urine typhoïdique à la période d'état, pourrait-il avoir quelque signification et encore ne fait-il pas défaut dans la phtisie aiguë, pour peu que la diarrhée soit assez accusée. Ajoutons enfin que chez les enfants Rosenstein a observé de l'anurie, en rapport sans doute avec la tuberculose miliaire des reins.

Symptômes liés aux altérations du sang. — Les renseignements précis manquent sur l'atteinte portée par le processus à l'hématopoïèse ; mais, quelle qu'elle soit, la dyscrasie peut se traduire soit par des *thromboses*, soit par des *hémorrhagies*.

A en juger par les recherches anatomo-pathologiques qui permettent souvent de trouver les bacilles de Koch au centre de coagulations sanguines, on serait porté à croire que les thromboses sont fréquentes dans le cours de la granulie. Or il n'en est rien; tout au plus trouve-t-on signalés quelques cas de phegmatia alba dolens des membres supérieurs ou inférieurs et de thrombose des sinus.

Les hémorrhagies sont plus fréquentes, si bien que divers auteurs, Waller, Charcot, Leudet, ont parlé d'une diathèse hémorrhagique consécutive à la phtisie aiguë. En dehors du melæna dont nous avons déjà parlé et de l'hémoptysie assez rare, mais qui a une véritable valeur diagnostique, on observe souvent des épistaxis peu abondantes d'habitude et l'on a même signalé des cas d'hématurie et d'hémorrhagies interstitielles. D'après Mairet, les flux sanguins apparaîtraient plus tard dans la tuberculose aiguë que dans la fièvre typhoïde.

Troubles nutritifs. — Tandis que c'est l'autophagie fébrile qui fait perdre au typhique sa graisse et ses muscles, que par suite il maigrit lentement, chez le tuberculeux, au contraire, l'émaciation est un des premiers phénomènes de l'infection ; alors même que le mouvement fébrile est relativement peu accusé, le dépérissement progresse avec une grande rapidité.

Par contre les troubles trophiques du côté des téguments cutanés, tels que les eschares au sacrum, ne sont pas communs dans la granulie par des raisons analogues à celles que nous avons déjà invoquées pour expliquer la rareté de l'hypostase pulmonaire.

Marche, durée, terminaisons. — Dans la fièvre typhoïde l'évolution morbide est régulière, à peu près cyclique ; dans la granulie, au contraire, elle procède d'habitude par poussées successives, souvent avec des périodes de rémission plus ou moins prolongées. Aussi, abstraction faite des cas exceptionnels à terminaison favorable ou relativement favorable, sur lesquels nous allons revenir, la durée de la maladie est-elle très variable. On peut cependant la fixer en moyenne à cinq semaines environ, à partir du jour où le processus est entré dans sa phase fébrile, nettement typhoïde; mais le dénouement fatal peut être plus prompt, soit qu'une poussée granulique pulmonaire entrave brusquement la respiration, soit qu'il se produise un raptus congestif soudain du côté des poumons avec ou sans hémoptysie foudroyante, ou qu'enfin apparaissent des manifestations méningées à caractère ataxique.

En général, la mort survient par adynamie progressive ou par asphyxie plus ou moins rapide.

Pronostic. — La phtisie aiguë typhoïde ne pardonne pas, d'après la majorité des nosologistes. On doit, croyons-nous, en appeler de ce pronostic impitoyable. D'une part, en effet, divers cliniciens, à l'exemple de Jaccoud, admettent que, le processus perdant de son acuité après un certain temps, le malade peut tomber dans un état chronique pendant lequel la lésion tuberculeuse subit son évolution complète. La tuberculose miliaire fait place à une phtisie subaiguë ou chronique. Sticker a rapporté un fait de ce genre qui ne saurait être révoqué en doute ; car des bacilles de Koch avaient été trouvés dans le sang et dans les crachats pendant la période aiguë de la maladie.

D'autre part, il paraît établi que la guérison complète peut être obtenue. A l'appui de cette manière de voir, on a invoqué diverses observations qui n'ont pas toutes une bien grande valeur. C'est ainsi que celles de Lebert sont peu démonstratives. Cet auteur, on le sait, a trouvé, chez quatre individus qui avaient succombé à des affections étrangères à la tuberculose les traces indéniables de granulations guéries ; si ces faits prouvent, ce qui n'est plus à démontrer, la curabilité de la tuberculose, ils ne sont pas aussi concluants en ce qui concerne la phtisie aiguë typhoïde, puisqu'on n'eut aucun renseignement sur les conditions dans lesquelles ces poussées tuberculeuses s'étaient produites. Mais Lebert a rapporté également deux cas où il a pu suivre la maladie jusqu'à la guérison ; divers cliniciens, Waller, Empis, Sick, Anderson, Wunderlich, Jaccoud, entre autres, ont publié des faits semblables ; le plus probant est celui d'Ulacacis, puisque cet observateur avait trouvé des bacilles de Koch dans le sang et dans l'urine.

Enfin, on sait que pour Landouzy il existe des fièvres bacillaires prétuberculeuses dont le pronostic est moins sombre que celui de la phtisie typhoïde vulgaire ; mais comme, pour cet auteur, la curabilité serait surtout l'apanage des fièvres prétuberculeuses à symptômes infectieux relativement peu accusés, la discussion de cette question sera mieux à sa place quand nous étudierons les variétés de tuberculose pyrétique atténuée.

En tout cas ces faits heureux sont trop exceptionnels pour modifier sensiblement la note générale du pronostic dont l'extrême gravité ne saurait être contestée.

Diagnostic. — Si dans les premiers jours le tableau clinique de la tuberculose aiguë typhoïde se présente avec des teintes assez dégradées pour que les hypothèses les plus dissemblables puissent être émises sur la nature du processus qui porte déjà le cachet d'une infection, mais non de telle ou telle infection, il n'en va pas de même quand la période d'invasion est terminée. A ce moment la maladie ne peut être confondue qu'avec la dothiénentérie ; aussi n'avons-nous qu'à rappeler ici succinctement les éléments principaux de ce diagnostic différentiel qui ne repose souvent que sur des nuances cliniques. En faveur de la tuberculose plaideront la longue durée des prodromes, avec amaigrissement précoce qui s'accentue rapidement, l'irrégularité de la courbe thermique, les crises sudorales, l'intensité de la dyspnée, enfin la disproportion entre les signes physiques et les troubles fonctionnels du côté des voies respiratoires. Par contre, la marche cyclique de la fièvre, la diarrhée profuse à teinte caractéristique, le ballonnement du ventre, la douleur localisée dans la fosse iliaque droite, les phénomènes d'hypostase pulmonaire, et surtout l'apparition de taches rosées lenticulaires bien nettes, sont autant de signes qui devront faire pencher la balance du côté de la fièvre typhoïde. Rappelons que la constatation de bacilles dans les crachats ou dans le sang ou la découverte de granulations choroïdiennes dissiperont les doutes dans quelques cas. Il ne faut pas oublier enfin que parfois l'habitus extérieur, les commémoratifs révélateurs d'une lésion tuberculeuse ancienne ou au contraire le souvenir d'une atteinte antérieure de dothiénentérie peuvent dans un sens ou l'autre dicter le diagnostic. Néanmoins, en dépit de tous ces caractères différentiels qui sont rarement associés, il n'est que trop certain que bien souvent le clinicien reste perplexe ou incline à admettre l'existence de la maladie la plus fréquente, la fièvre typhoïde, jusqu'au jour où dans tel ou tel organe, le péricarde ou les méninges, par exemple, apparaissent des manifestations qui sont en quelque sorte la signature du processus tuberculeux.

Il ne faut pas oublier enfin que les deux maladies, diothiénentérie et tuberculose, peuvent évoluer simultanément ; ce qui complique singulièrement le diagnostic.

III

Tuberculose miliaire aiguë à forme de pyrexie atténuée.

FORME GASTRIQUE DE WALLER ET D'EMPIS, FORME LATENTE DE LEUDET, FORME A TYPE DE FIÈVRE SAISONNIÈRE DE MAIRET, PHTISIE AIGUË A FORME D'EMBARRAS GASTRIQUE OU DE FIÈVRE SYNOQUE D'HANOT, TUBERCULOSE INFECTIEUSE A FORME ATTÉNUÉE DE GRANCHER ET HUTINEL.

Les modalités cliniques de granulie que les auteurs rangent sous ces diverses dénominations présentent de nombreuses dissemblances, ainsi qu'en fait foi la multiplicité même de ces dénominations. Néanmoins il est légitime, pour ne pas trop compliquer l'étude déjà si complexe de la tuberculose aiguë, de les réunir dans une description unique ; elles présentent en effet un caractère commun, celui d'évoluer à l'instar d'une pyrexie, mais d'une pyrexie à note moins infectieuse que la fièvre typhoïde, comme l'embarras gastrique fébrile, la synoque, la grippe.

Que, dans certains cas, il ne s'agisse ici que d'une forme atténuée de typho-bacillose, qui serait à la typhobacillose confirmée ce que sont certains embarras gastriques fébriles à la fièvre typhoïde, on ne saurait le contester. Mais on n'est pas en droit pour cela de dénier, à l'exemple de certains auteurs, toute autonomie à cette variété d'infection tuberculeuse aiguë, pas plus qu'on ne serait fondé à rayer l'embarras gastrique fébrile des cadres nosographiques. D'ailleurs ce n'est pas toujours la physionomie de ce dernier syndrome que revêt la tuberculose à forme de pyrexie atténuée; souvent c'est le masque d'une grippe et même d'une fièvre intermittente qu'elle emprunte, au moins au début; quelquefois même les phénomènes fébriles sont si peu accusés qu'elle simule plutôt des affections cachectisantes ou marastiques, particulièrement chez des individus avancés en âge, ou arrivés au dernier degré de la misère physiologique, comme des prisonniers. C'est ainsi que Leichtenstern rapporte, entre autres faits similaires, l'histoire d'un vieillard chez qui la granulie était restée absolument latente, à tel point que malgré son dépérissement il se sentait à peine malade et jouait encore aux cartes la veille de sa mort survenue subitement.

Sans tenir compte de ces cas évidemment exceptionnels, prenons comme type de notre description la forme la plus fréquente, celle qui simule l'embarras gastrique fébrile. En raison de ses allures éminemment insidieuses, cette variété de granulie est celle que l'on peut le plus souvent méconnaître au début, surtout lorsqu'elle constitue la première manifestation de l'infection bacillaire, qu'elle frappe des individus qui ne portent encore aucune tare tuberculeuse accessible à nos moyens d'investigation.

Nous n'insisterons pas sur les *phénomènes d'invasion* similaires, mais avec une note encore moins significative, à ceux qui s'observent dans la phtisie aiguë typhoïde. Le malade accuse une céphalalgie vague, du brisement des membres, une diminution notable de l'appétit; il maigrit et perd ses forces; la température reste à peu près normale, ou, s'il se produit des accès fébriles, ceux-ci sont souvent assez peu accusés pour qu'il n'en ait pas conscience. Parfois il existe par moments de la dyspnée et une toux sèche, sans aucun phénomène stéthoscopique.

Cet état mal défini se prolonge avec prédominance des troubles gastriques; l'appétit se perd, mais non d'une manière absolue; la langue se couvre d'un enduit blanchâtre; les selles sont rares, ou au contraire abondantes avec un peu de sensibilité abdominale. En même temps, les phénomènes généraux s'accentuent; c'est de la prostration des forces, mais sans délire ou tout au plus avec un peu de divagation nocturne; c'est un mouvement thermique très irrégulier à paroxysmes fébriles et à phases entièrement ou à peu près apyrétiques, pendant lesquelles le pouls reste toujours rapide. Comme à ce moment encore le malade n'éprouve pas un trop grand malaise, qu'à certaines heures de la journée il quitte le lit et ne présente pas une inappétence absolue, on pourrait se croire en présence soit d'un début particulièrement insidieux de fièvre typhoïde, soit d'une affection bénigne telle qu'un embarras gastro-intestinal ou un état grippal. Il peut même arriver que, les accès fébriles constituant le phénomène dominant, on songe à des accidents paludéens, surtout chez les individus qui ont été antérieurement atteints de malaria.

Ainsi traînent les choses pendant deux, trois septénaires; un moment enfin vient où la situation se dessine plus nettement, où elle revêt un caractère de gravité, et ce, suivant des modes très variables. Tantôt ce sont des manifestations ataxo-adynamiques avec fièvre vive qui apparaissent, si bien que la maladie prend le caractère d'une granulie à forme typhoïde. Tantôt il se produit des troubles intenses du côté des voies respiratoires; la toux et la dyspnée jusqu'à ce jour peu accusées augmentent; dans diverses régions des poumons on perçoit soit des râles fins, indices de raptus congestifs mobiles et fugaces, soit des phénomènes stéthoscopiques révélateurs de lésions bronchitiques ou broncho-pneumoniques. La maladie simule alors la forme thoracique de la grippe jusqu'au jour où une complication imprévue éclaire la situation, où la tuberculose jette le masque, mais pour entraîner parfois à très brève échéance un dénouement fatal. C'est ainsi que le malade peut être emporté en quelques heures par une asphyxie suraiguë, ou en quelques minutes par une hémoptysie soudaine, ou qu'on assiste à l'éclosion inattendue de manifestations méningées dont la nature bacillaire est indéniable. Tel fut le cas pour un de nos malades que plusieurs médecins avaient jugé atteint de grippe infectieuse et qui succomba en trois jours à une méningite tuberculeuse caractérisée par des symptômes ataxo-adynamiques et une hémiplégie incomplète.

Il peut aussi arriver que les choses traînent davantage en longueur; alors, en général, c'est la note pulmonaire qui finit par prendre le dessus et l'on constate dans une région quelconque des poumons, surtout aux sommets, les signes d'une infiltration tuberculeuse qui présente une évolution plus ou moins rapide. La granulie a fait place à une phtisie ulcéreuse subaiguë ou même chronique.

Enfin il est des cas où une rémission prolongée se produit dans l'état du malade. Celui-ci semble se rétablir progressivement, entrer même en convalescence, lorsqu'au bout d'un temps plus ou moins long, quelques semaines même, l'infection qui la première fois n'avait fait qu'effleurer l'économie se réveille avec une acuité plus grande pour revêtir l'aspect soit d'une granulie typhoïde, pulmonaire ou méningée, soit d'une tuberculisation subaiguë ou chronique des voies respiratoires. C'est surtout, semble-t-il, chez les enfants, que se produisent ces rémissions trompeuses dans l'infection bacillaire.

Les faits de ce genre sont peut-être moins exceptionnels qu'on le pense généralement et nous serions disposés à croire que maints états morbides, étiquetés embarras gastrique ou congestion pulmonaire *a frigore*, relèvent en réalité d'une poussée tuberculeuse dont l'existence est méconnue, par cela même qu'elle avorte avant d'avoir produit des lésions irrémédiables.

Dans le même ordre d'idées se pose une question très délicate que Landouzy a soulevée dans ses leçons cliniques consacrées aux « fièvres bacillaires prétuberculeuses ». Suivant sa très judicieuse remarque, il n'est point rare d'apprendre, au premier interrogatoire d'individus porteurs de lésions tuberculeuses, que quelques semaines, quelques mois auparavant, ils avaient eu une maladie à allures incertaines qu'on avait qualifiée de grippe, d'embarras gastrique ou de fièvre muqueuse et dont on les avait jugés guéris. On est alors en droit de se demander si ce diagnostic n'était pas erroné et s'il ne s'agissait pas en réali é d'une première poussée de tuberculose aiguë latente, enrayée au moins en apparence. Ce seraient surtout, d'après Landouzy, les fièvres bacillaires prétuberculeuses que l'on met indûment à l'actif de la fièvre typhoïde ou de l'embarras gastrique fébrile, alors et par cela même qu'elles guérissent.

Quoi qu'on doive penser de la conception théorique de Landouzy au sujet de la typho-bacillose septicémique, sur laquelle nous reviendrons à propos de la pathogénie de la granulie, la question de fait reste d'après nous en suspens; tant que nous ne connaitrons aucun symptôme pathognomonique de la tuberculose aiguë, tant que nous ne saurons pas y dépister le bacille de Koch, il sera, ce semble, impossible de se prononcer sur la véritable nature de ces processus à physionomie mal dessinée.

C'est dire également que l'on ne peut formuler en termes précis le *pronostic* de cette variété de granulie. Qu'il soit extrêmement grave, on ne saurait le contester. Mais cette règle ne comporte-t-elle pas d'assez nombreuses exceptions? S'il était avéré qu'il existe des cas où l'organisme résiste avec succès à une première poussée de tuberculose aiguë, il ne serait pas irrationnel d'admettre qu'il sorte parfois définitivement victorieux de cette lutte. D'ailleurs, comme la typho-bacillose peut, exceptionnellement, il est vrai, guérir, il doit en être *a fortiori* de même pour ces variétés de tuberculose à forme pyrétique où la note infectieuse est moins intense, que le bacille y soit moins virulent ou l'organisme plus réfractaire.

En raison de son évolution particulièrement insidieuse, à physionomie mal accusée, le *diagnostic* de cette variété de phtisie aiguë est le plus souvent difficile; elle peut être méconnue, pendant les premiers jours, pendant plusieurs semaines même, causant ainsi les plus graves mécomptes, d'autant qu'elle simule des états morbides généralement peu graves. D'où ce précepte clinique de toujours songer à la tuberculose lorsqu'on se trouve en présence d'un état infectieux mal défini, surtout lorsqu'il s'accompagne d'un dépérissement rapide.

Au début on pourra confondre cette forme, si justement qualifiée de latente, de granulie, avec l'embarras gastrique fébrile, le surmenage aigu ou même des manifestations anormales d'impaludisme; cependant, dans aucune de ces affections, l'invasion n'est si insidieuse, l'émaciation et le dépérissement si prononcés; la marche même du processus lève tôt ou tard, souvent assez tard, les doutes.

C'est surtout la grippe à forme infectieuse que, principalement au cours des épidémies d'influenza, l'on pourra à tort mettre en cause. Mais, sans parler des antécédents, dans la tuberculose le début est plus insidieux, l'amaigrissement plus précoce, la température plus irrégulière, revêtant parfois le type hectique avec poussées sudorales, le pouls plus rapide; par contre on n'y observe pas comme dans la grippe de manifestations morbides du côté de diverses muqueuses, conjonctive, pituitaire, etc. Si les phénomènes pulmonaires sont souvent similaires dans les deux maladies, le grippé tousse et crache toujours plus et est moins oppressé que le tuberculeux à lésions thoraciques égales.

Il est enfin une éventualité qui se présente parfois. Que la maladie, réputée grippe au début, revête ultérieurement une physionomie maligne, il peut arriver que, le diagnostic de tuberculose s'imposant dès lors, on en vienne à se demander si l'on a affaire à une affection tuberculeuse d'emblée ou à une granulie greffée sur une grippe : problème qu'il est souvent difficile de résoudre, et qui n'offre d'ailleurs qu'un intérêt pratique bien secondaire.

IV

Tuberculose aiguë à forme suffocante.

FORME ASPHYXIQUE DE LA PHTISIE AIGUË D'ANDRAL, ASPHYXIE TUBERCULEUSE AIGUË DE GRAVES

Cette forme de la phtisie aiguë a dû à ses caractères absolument tranchés d'être signalée par plusieurs grands cliniciens, notamment Andral et Graves, bien qu'elle constitue la modalité la plus rare de cette maladie. D'ailleurs elle présente certaines particularités étiologiques; elle se rencontre surtout dans la première enfance, de 2 à 5 ans, et dans l'âge adulte, principalement de 20 à 30 ans; elle est moins fréquente dans la seconde enfance et absolument exceptionnelle dans la vieillesse. Elle se voit assez souvent dans les hôpitaux militaires où elle peut se montrer à l'état épidémique, sous l'influence sans doute d'une affection saisonnière, comme la grippe, qui donne un coup de fouet à une tuberculose restée latente.

Qu'elle apparaisse d'emblée, ou qu'elle éclate au cours soit de la phtisie chronique, soit d'une autre variété de phtisie aiguë, elle s'affirme immédiatement par son caractère fondamental, le seul qui lui appartienne en propre, une *dyspnée suraiguë* dont les phénomènes stéthoscopiques ne donnent pas la clef. Cette perturbation profonde des mouvements respiratoires tient le plus souvent à une confluence extrême des granulations tuberculeuses qui peut aller si loin, comme dans un cas resté classique de Rendu, qu'elles occupent la plus grande partie du parenchyme pulmonaire. D'autres fois c'est à un raptus congestif intense généralisé plutôt qu'à la confluence des granulations qu'est due l'asphyxie.

Pour donner une idée générale de la forme suffocante de la phtisie aiguë, nous ne saurions mieux faire que de reproduire la description saisissante que M. le professeur Jaccoud en a donnée dans son Traité de pathologie interne.

« Sans prodromes, ou après ces prodromes mal caractérisés qui appartiennent à toutes les maladies fébriles, l'individu est pris d'une fièvre subcontinue, dont le degré thermique ne dépasse guère 39°,5, et dont la rémission matinale peut atteindre un degré et même un degré et demi ; puis, dès les premiers jours, sans point de côté, sans toux, sans expectoration, il est atteint d'une dyspnée violente qui arrive bientôt à l'orthopnée avec menace de suffocation. Sauf la fièvre, cet état ressemble de tous points à celui qui est produit par une maladie organique du cœur à la phase d'asystolie, ou encore à une attaque d'asthme aigu (Andral) ; mais la durée de ces accidents, qui persistent non interrompus, et les résultats négatifs de l'examen du cœur éloignent cette idée. On croit alors à une bronchite capillaire ; mais, contrairement à toute attente, l'auscultation de la poitrine ne révèle que quelques râles insignifiants, ou même simplement une diminution générale du bruit respiratoire. Ce fait négatif doit éclairer le diagnostic : car une bronchite capillaire ne pourrait produire une semblable dyspnée qu'à la condition d'être générale, et l'on percevrait, dans ce cas, des râles aigus en grand nombre dans toute l'étendue des poumons. Ce jugement par exclusion est le seul possible ; il est parfois corroboré par l'habitus extérieur du malade et ses antécédents héréditaires. A la dyspnée s'ajoutent, au bout de quelques jours, les phénomènes de cyanose résultant de l'insuffisance de l'hématose, et le malade succombe, selon l'expression de Graves, à une asphyxie tuberculeuse aiguë. La durée varie de vingt à trente jours. »

Il nous faut maintenant revenir sur certains traits de cette description.

La mode de début de l'asphyxie tuberculeuse aiguë est variable. Le plus souvent c'est par des prodromes lents comme dans les autres variétés de granulie que la maladie entre en scène et l'infection tuberculeuse s'est déjà affirmée par une atteinte plus ou moins profonde de l'état général lorsque apparaissent tout à coup les accidents asphyxiques. D'autres fois c'est après une phase initiale fébrile avec un peu de toux et d'oppression, qu'on a pu attribuer à un simple refroidissement, qu'éclate le premier paroxysme dyspnéique. Plus rarement enfin, et c'est dans ces cas que la maladie revêt l'aspect le plus saisissant, la transition est brusque entre la santé et les accidents les plus formidables.

Quoi qu'il en soit, lorsque la maladie est constituée, ce qui frappe surtout, c'est le contraste entre la gêne respiratoire continue ou paroxystique et les autres symptômes pulmonaires.

La toux est peu accusée, manque même parfois; l'expectoration est peu abondante, spumeuse, rarement striée de sang, plus rarement encore hémoptoïque.

La percussion ne donne que des résultats négatifs, sauf parfois par places un certain degré de tympanisme provenant d'un emphysème vicariant.

Par l'auscultation on constate, surtout au moment des paroxysmes dyspnéiques, que le murmure vésiculaire est affaibli et même éteint en certains points; quelques râles sibilants, ronflants ou sous-crépitants, sont perçus çà et là dans la poitrine.

Quant aux phénomènes généraux, ils ne présentent rien de spécial à cette forme de tuberculose aiguë. La fièvre est irrégulière et dans sa marche et dans son intensité. Quelquefois même elle est à peine accusée, et s'il n'est pas possible de donner, ainsi que l'ont fait Hérard et Cornil, l'apyrexie comme un des caractères habituels de l'asphyxie tuberculeuse aiguë, on ne saurait révoquer en doute certaines observations qui prouvent qu'une granulie à forme suffocante peut évoluer sans fièvre. C'est ainsi que, dans un mémoire tout récent de Joseph, sont reproduites une série d'observations, dont une ou deux appartiennent à cette variété de phtisie aiguë, où la température ne dépassa pas 37°,8.

D'ailleurs, l'hypothermie peut être le résultat d'un collapsus qu'amène la perturbation profonde des fonctions cardio-pulmonaires.

Comme dans toute granulie, l'amaigrissement est précoce et rapide; mais les autres symptômes d'infection cèdent le pas aux phénomènes asphyxiques et aux signes d'anhématosie que l'emploi de la médication la plus énergique n'arrive pas à enrayer, ni même à amender d'une manière passagère.

Quelquefois, malgré cet état lamentable, l'affection se prolonge aussi longtemps que dans les autres formes de phtisie aiguë, mais sans jamais pardonner. Souvent par contre, la terminaison fatale est extrêmement rapide; c'est ainsi que Colin l'observa au 11e jour, West au 6e, Dieulafoy enfin au 3e jour.

Lorsque l'asphyxie tuberculeuse aiguë survient d'emblée, sans antécédents tuberculeux, son *diagnostic* présente toujours des difficultés; on pourrait surtout la confondre avec une crise asystolique due à une affection cardiaque latente, avec une bronchite capillaire, avec l'asthme aigu, enfin avec la carcinose du poumon.

Quelque insidieuse qu'ait été une affection cardiaque, il est exceptionnel qu'elle arrive ainsi en quelques jours à la période asystolique, surtout lorsqu'il s'agit de sujets jeunes, ceux précisément chez qui l'on observe l'asphyxie tuberculeuse aiguë. En outre, l'asystolie ne va pas sans signes bien accusés de stase à la base des poumons, sans altérations dans le rythme du pouls, sans œdème des membres inférieurs, tous phénomènes qui font défaut ou sont peu accusés dans la tuberculose aiguë. En outre, celle-ci s'accompagne presque toujours de fièvre, tandis que l'apyrexie est la règle dans l'asystolie cardiaque.

C'est également avec les formes subfébriles ou apyrétiques de l'asphyxie tuberculeuse aiguë que pourrait être confondue la carcinose miliaire aiguë ; mais celle-ci se voit plutôt chez des individus plus avancés en âge, a une évolution moins rapide, s'accompagne souvent d'adénopathies dans les régions sus-claviculaires ou axillaires, de phénomènes pleurétiques plus ou moins prononcés ; enfin elle se caractérise fréquemment par une expectoration particulière.

Le diagnostic différentiel de la phtisie suffocante et de la bronchite capillaire peut se résumer en quelques mots ; dyspnée avec signes de bronchite généralisée dans l'une, dyspnée sans phénomènes stéthoscopiques très prononcés dans l'autre.

On a pu confondre, parait-il, la phtisie suffocante avec une crise d'asthme aigu. Mais, sans parler de la fièvre, des phénomènes généraux intenses, qui n'existent que dans la tuberculose, le type respiratoire n'est pas le même dans les deux affections. Dans l'une, c'est l'inspiration qui surtout est pénible, s'effectuant au prix des plus grands efforts, tandis que l'expiration est courte et peu bruyante. Dans l'autre, c'est au contraire l'expiration qui est stridente, s'accompagnant de phénomènes stéthoscopiques qu'on ne perçoit pas dans les paroxysmes de la phtisie suffocante. D'ailleurs si le doute est possible au début, il ne l'est plus bientôt ; car, tandis que dans l'asthme la crise arrive immédiatement à son acmé, l'asphyxie tuberculeuse va sans cesse croissant, sans présenter jamais de détente complète entre les accès dyspnéiques, jusqu'à ce que se produise le collapsus anhématosique, précurseur d'une fin prochaine.

V

Tuberculose aiguë à forme broncho-pulmonaire.

FORME CATARRHALE DE LEUDET, EMPIS, JACCOUD

L'étude de la forme suffocante de la granulie nous a montré la tuberculisation aiguë du poumon réduite à son expression la plus simple, c'est-à-dire dégagée de toute lésion inflammatoire accessible à nos moyens d'investigation et, par suite, ne donnant pas lieu à des signes stéthoscopiques assez accusés pour expliquer les phénomènes asphyxiques qui dominent la scène. Dans la forme catarrhale, au contraire, l'éruption granulique détermine des altérations secondaires de diverse nature, qui donnent leur note dans le complexus morbide. Ici donc la symptomatologie locale est toujours très nette ; mais elle varie selon que la lésion péri-tuberculeuse est constituée par des îlots hyperémiques, une phlegmasie des grosses bronches, une bronchite capillaire, ou enfin des foyers de broncho-pneumonie. A ces diverses altérations correspondent autant d'espèces cliniques différentes ; aussi serait-il, par exemple, légitime de décrire à part deux variétés de la forme catarrhale, l'une à type bronchitique et l'autre à type broncho-pneumonique, et cela d'autant plus que la seconde s'observe particulièrement dans l'enfance. Mais, en fait, ces affections thoraciques se combinent souvent entre elles, suivant les modes les plus divers, et, de plus, la physionomie générale de ces processus reste sensiblement la même, quelle que soit la lésion pulmonaire. Aussi, pour ne pas multiplier sans grand profit les types cliniques, croyons-nous pouvoir les réunir dans une description unique.

Il semble que de toutes les modalités de la phtisie aiguë la forme catarrhale est celle qui se montre le plus souvent à titre secondaire, tantôt apparaissant au cours d'une tuberculose chronique, tantôt succédant à une maladie qui, par ses déterminations thoraciques, a préparé le terrain à l'invasion bacillaire, comme la grippe, la rougeole, la coqueluche; enfin elle se voit tout particulièrement chez les individus cachectiques ou en état de misère physiologique. Aussi la période initiale est-elle souvent mal dessinée et les prodromes de la tuberculose aiguë se combinent-ils sans s'en différencier nettement, soit, dans le premier cas, avec les manifestations de la maladie primitive, soit, dans le second, avec les signes de déchéance organique. C'est ainsi que des convalescents de fièvre éruptive ne recouvrent ni l'appétit ni la gaieté et continuent à maigrir sans présenter d'autres manifestations morbides qu'une légère oppression et un peu de toux; ou bien ce sont des tuberculeux à lésions peu avancées dont l'état général s'aggrave sans cause appréciable; ou enfin ce sont des enfants malingres qui perdent l'appétit et dépérissent sans qu'on puisse trouver aucune cause à une émaciation progressive. Rien dans tous ces cas ne révèle la germination tuberculeuse, l'envahissement des voies respiratoires par la granulie, jusqu'au jour où apparaissent les phénomènes locaux. Souvent c'est une cause accidentelle comme un refroidissement qui, en donnant un coup de fouet à l'infection tuberculeuse, a déterminé l'apparition des processus broncho-pulmonaires; aussi arrive-t-il qu'au début on attribue la recrudescence de la toux et de l'oppression à un simple rhume et que quelques jours se passent avant qu'à l'accentuation de divers phénomènes on reconnaisse la gravité de la situation.

Peu à peu la dyspnée augmente pendant que la toux devient à la fois plus pénible et plus fréquente; l'expectoration, habituellement peu abondante, se strie parfois de sang. La fièvre, au lieu de présenter son apogée dans les premiers jours, pour baisser ensuite comme dans les affections *a frigore* ou la grippe, arrive plus lentement à son acmé, mais se maintient à un niveau élevé, avec des recrudescences vespérales qui rappellent la fièvre hectique; l'appétit disparaît, la langue se sèche, l'adynamie et l'amaigrissement font de rapides progrès; une note infectieuse est en quelque sorte jetée sur le processus.

Ici, contrairement à ce que l'on observe dans toutes les formes que nous avons étudiées jusqu'à présent, l'examen direct du thorax donne bientôt des résultats positifs.

Par la percussion, qui est souvent douloureuse, particulièrement au niveau des régions supérieures des poumons, on constate en certains points de la submatité, en d'autres une sonorité exagérée, imputables l'une à des îlots congestifs, l'autre à un emphysème supplémentaire.

Par places le murmure vésiculaire est affaibli; par places la respiration est rude, saccadée. Çà et là se perçoivent des râles sibilants, auxquels se mêlent des bouffées de crépitations fines. De jour en jour, les premiers augmentent d'intensité et envahissent une étendue plus considérable du parenchyme pulmonaire; les râles sous-crépitants, au contraire, liés à des raptus congestifs, sont mobiles et fugaces comme ces poussées hyperémiques elles-mêmes, et cette variabilité constitue un des meilleurs signes de l'invasion tuberculeuse.

Lasègue insistait, à juste titre, sur la localisation au début des phénomènes de bronchite à un seul poumon. La bronchite *a frigore*, en effet, est toujours bilatérale, tandis que l'unilatéralité des signes phlegmasiques doit faire craindre l'existence d'une épine au point atteint. Rien n'est plus vrai en ce qui concerne la bronchite, mais non en ce qui touche les lésions de nature congestive; car le coup de froid ou la grippe peuvent aussi bien que la tuberculose déterminer des foyers circonscrits, unilatéraux, de fluxion pulmonaire.

Il est des cas où les symptômes locaux n'acquièrent pas plus d'importance, où par conséquent la phtisie aiguë conserve jusqu'au bout la physionomie d'une bronchite des grosses bronches, avec ou sans congestion appréciable; mais alors même l'oppression s'accentue peu à peu, arrivant progressivement jusqu'à l'orthopnée, ou procède par paroxysmes de suffocation qui cadrent mal avec les phénomènes stéthoscopiques peu intenses qu'on observe et, par suite, avec l'hypothèse d'une bronchite simple.

Plus souvent la lésion envahit les bronchioles; les râles se généralisent et deviennent de plus en plus fins, rappelant les bruits de tempête de la bronchite capillaire. C'est surtout dans ces cas que l'expectoration prend le caractère sanguinolent et qu'il se produit des hémoptysies.

D'autres fois, particulièrement dans la seconde enfance, c'est la note broncho-pneumonique qui domine. Dans toute la poitrine s'entendent des râles sous-crépitants; en certains points, surtout dans les fosses sus et sous-épineuses, la sonorité à la percussion est affaiblie, la respiration rude ou soufflante. Puis, d'un jour à l'autre, ces phénomènes se modifient ; là où à un examen antérieur on ne constatait rien d'anormal, on perçoit de la submatité avec râles crépitants et souffle, tandis qu'une région mate et soufflante la veille s'est dégagée, a recouvré sa sonorité, est redevenue vierge de bruits pathologiques. Ainsi se produisent une série de poussées congestives ou inflammatoires, mais d'habitude avec prédominance des lésions massives vers les sommets où souvent elles présentent un caractère de fixité qui par lui-même est inquiétant.

Enfin on constate parfois, concurremment avec la bronchite ou la broncho-pneumonie, des signes de réaction pleurale, sous forme soit de pleurite sèche particulièrement aux sommets, soit d'épanchement siégeant dans la partie déclive d'une ou des deux plèvres.

Pendant que ces diverses affections phlegmasiques évoluent, isolées ou combinées suivant des modes éminemment variables, la note infectieuse du processus s'affirme par diverses manifestations : prostration des forces, émaciation rapide, subdelirium, troubles digestifs de tous genres, hypertrophie splénique, albuminurie. Nous nous bornerons à les indiquer pour n'insister que sur certains caractères de l'évolution thermique et du pouls.

Comme dans toutes les variétés de granulie, la fièvre a une allure irrégulière présentant des phases subpyrétiques ou même apyrétiques qui tantôt coïncident avec une rémission de divers phénomènes morbides, tantôt se produisent bien qu'à d'autres égards la maladie ne semble pas désarmer. Mais, fait bien difficile à expliquer, la phtisie catarrhale peut évoluer sans qu'à aucun moment la température s'élève au-dessus de la normale. C'est ainsi que dans un travail récent que nous avons déjà signalé, Joseph cite plusieurs observations de ce genre où la température n'atteignit jamais 38 degrés. Pareille apyrexie a été constatée par O. Leichtenstern et son élève Hager, notamment chez des vieillards et des prisonniers, si bien qu'en raison de la bronchite diffuse, de la dyspnée et de la cyanose, le tableau clinique simulait celui des dégénérations cardiaques.

Quant au pouls, il ne se règle pas sur la température; sa fréquence est plutôt en rapport avec l'état de la respiration; médiocrement rapide au début, il se précipite à mesure que se produisent les phénomènes asphyxiques, au point que parfois il devient impossible de compter le nombre des pulsations.

Ce sont en général les accidents thoraciques qui emportent le malade, qu'il succombe dans une crise subite de dyspnée ou du fait d'une asphyxie progressive. Dans ce dernier cas, le plus fréquent, le cœur fléchit peu à peu, ses cavités droites se distendent, le pouls devient irrégulier, filiforme, les extrémités se cyanosent, les membres inférieurs s'œdématient, et la mort survient au milieu de l'appareil symptomatique de l'asystolie. Plus rarement la terminaison fatale est due à une hémoptysie foudroyante, aux progrès de l'ataxo-adynamie ou enfin à une complication telle qu'une poussée méningitique.

Il est impossible de fixer, même d'une manière approximative, la *durée* de la maladie; car celle-ci dépend non seulement de l'intensité des phénomènes locaux ou généraux, mais aussi des rémissions qui s'y observent souvent. Quand la phtisie catarrhale aiguë évolue d'un seul jet, il est rare qu'elle se prolonge au delà de cinq à six semaines; mais lorsqu'il se produit des périodes d'accalmie, la survie peut être beaucoup plus grande. Enfin il arrive parfois que l'affection passe à l'état chronique ou subaigu. Cette atténuation de la virulence tuberculeuse, que l'on observe surtout chez les enfants, est trop rare et trop précaire pour modifier d'une manière sensible le *pronostic* particulièrement sombre de cette forme de bacillose. Peut-il en être d'ailleurs autrement, puisque ici néoformations tuberculeuses et processus phlegmasiques se combinent dans leur action nocive?

Diagnostic. — La phtisie catarrhale aiguë est souvent méconnue au début : car elle peut être confondue non seulement avec les affections des voies respiratoires dont elle emprunte le masque, mais encore avec des maladies générales à déterminations thoraciques, comme la grippe ou la fièvre typhoïde à forme pulmonaire.

Certes, souvent les antécédents personnels du malade ou les phénomènes initiaux mettent sur la voie du diagnostic. Mais combien de causes d'erreur, dans les cas même en apparence les plus simples ! Voici par exemple un individu porteur de lésions manifestes de tuberculose au début; il maigrit, a plus de fièvre, plus de dyspnée ; un jour il présente, dans des régions jusqu'à ce moment indemnes, des signes de bronchite ou de congestion. Sera-t-on en droit d'affirmer l'existence d'une poussée granulique, l'invasion d'une phtisie aiguë secondaire? Non évidemment : car ces symptômes généraux et locaux peuvent tout aussi bien dépendre, les uns d'une tuberculose à marche rapide, les autres d'une simple poussée congestive comme on en observe communément dans certaines variétés de phtisie chronique. Et cependant d'un diagnostic précis dépend le pronostic presque toujours fatal à brève échéance dans le cas de tuberculose aiguë, beaucoup moins grave dans l'hypothèse d'une simple poussée congestive, puisque c'est précisément dans les formes les moins sévères de tuberculose que se produisent les raptus hyperémiques. En fait, au début, il n'existe que des présomptions ; la marche de l'affection, l'apparition de phénomènes nettement infectieux peuvent seules édifier le clinicien.

Entre la phtisie catarrhale et la bronchite simple, la ligne de démarcation s'établit en général aisément au bout de quelques jours ; car celle-ci ne donne pas lieu à autant de dyspnée ni à des phénomènes généraux aussi sévères ; en outre, la prédominance des signes stéthoscopiques aux sommets, leur localisation à un seul poumon, l'existence de crachats sanguinolents, indiqueront la nature tuberculeuse du processus.

Mais à différencier une phtisie aiguë à forme de bronchite capillaire ou de broncho-pneumonie de l'affection similaire non spécifique, la difficulté est souvent considérable. Comme le fait remarquer Cadet de Gassicourt, que la phlegmasie soit ou non d'origine bacillaire, les symptômes physiques sont et ne peuvent qu'être identiques dans les deux cas, puisqu'ils sont en rapport, non avec la nature, mais avec l'existence de la lésion. Et même, en ce qui concerne la broncho-pneumonie, on ne saurait tirer argument de la mobilité des phénomènes stéthoscopiques, puisqu'elle est de règle dans toutes les variétés de broncho-pneumonie aussi bien que dans la tuberculose aiguë. D'autre part on chercherait en vain dans l'étude des manifestations générales les éléments d'un diagnostic certain ; car, chez l'enfant par exemple, la broncho-pneumonie non tuberculeuse s'accompagne d'une atteinte profonde de l'économie, alors surtout qu'elle frappe des organismes peu résistants, placés depuis longtemps dans de mauvaises conditions hygiéniques, ce qui est le cas habituel. Aussi, souvent ne peut-on émettre que des présomptions basées sur les commémoratifs, sur l'état général du sujet, sur l'existence d'une dyspnée hors de proportion avec les signes d'auscultation, sur la prédominance des manifestations morbides aux sommets, parfois enfin sur l'apparition de symptômes qui révèlent une généralisation de la maladie du côté de l'intestin ou du péritoine ou qui dénoncent un processus franchement infectieux, comme l'hypertrophie de la rate et l'albuminurie. Mais il n'y a là souvent que des nuances cliniques d'une interprétation très délicate, et parfois à l'autopsie seulement, surtout lorsqu'il s'agit de très jeunes sujets, on peut reconnaître la nature réelle d'une broncho-pneumonie, et encore l'examen bactériologique est-il nécessaire pour éviter des erreurs.

Il n'en est pas absolument de même en ce qui concerne la bronchite capillaire. Ici en effet la question est tranchée dans les cas douteux au bout de deux ou trois semaines. Tandis, en effet, que la bronchite capillaire tuberculeuse se prolonge souvent pendant cinq, six septénaires, la bronchite capillaire non spécifique s'est jugée au bout de deux semaines environ ; elle a emporté le malade ou au contraire s'est assez amendée pour qu'on ne puisse songer à une simple rémission au cours d'une affection tuberculeuse.

C'est également d'après la marche du processus qu'on différenciera la phtisie catarrhale de la grippe à forme infectieuse, qui peut se traduire par des symptômes locaux et généraux analogues. La brusquerie du début, l'allure franche du mouvement fébrile, la coexistence habituelle de manifestations morbides du côté de diverses muqueuses, conjonctive, pituitaire, etc., la fréquence de la toux, l'abondance des crachats, permettront d'ordinaire de reconnaître l'affection grippale.

Certaines fièvres typhoïdes à forme pulmonaire pourraient être confondues avec la tuberculose aiguë catarrhale; nous avons assez insisté ailleurs sur les caractères différentiels des infections typhoïdique et tuberculeuse pour ne pas avoir à y revenir ici. D'ailleurs dans la fièvre typhoïde, c'est l'hypostase qui domine; la dyspnée y est habituellement moins accusée et proportionnée aux lésions thoraciques constatées par l'examen direct.

Enfin nous nous bornerons à signaler la similitude de certains cas de morve aiguë avec la granulie à forme broncho-pulmonaire, n'était cependant l'apparition de certains phénomènes caractéristiques, comme les éruptions et le jetage, qui permettent de reconnaître la zoonose.

VI

Tuberculose aiguë à forme pleurale.

C'est à dessein que nous substituons cette dénomination plus compréhensive à celle de phtisie pleurale qu'emploient les auteurs classiques. La précision dans les termes est ici d'autant plus commandée que nous touchons à un des points les plus délicats de notre exposé clinique.

Sous la rubrique de tuberculose aiguë à forme pleurale, il faut ranger toutes les modalités cliniques de granulie où la note pleurale domine. Or, les faits de ce genre sont de deux ordres, soit que l'infection tuberculeuse se localise sur la plèvre, en touchant à peine le parenchyme pulmonaire (tuberculose aiguë pleurale proprement dite), soit qu'elle envahisse à la fois le poumon et son enveloppe. L'affection peut revêtir la forme d'une pleurésie, alors même que la poussée granulique a respecté ou seulement effleuré la séreuse. S'il arrive souvent que la phtisie pulmonaire chronique se traduise par un épanchement plus ou moins abondant, en l'absence de lésions pleurales spécifiques, il en est de même pour la tuberculose aiguë et par un mécanisme analogue : de part et d'autre, c'est aux raptus congestifs qui constituent un des éléments habituels du processus pathologique qu'il faut attribuer la production de l'exsudation pleurale.

Ainsi, d'une part, tuberculose aiguë pleurale, au sens anatomique du mot, fort rare, et de l'autre, tuberculose aiguë pleuro-pulmonaire ou même simplement pulmonaire à allures cliniques de pleurésie, telles sont les deux variétés de tuberculose aiguë à forme pleurale que le nosologiste peut distinguer, mais que le clinicien est impuissant à différencier et qui, par suite, doivent être confondues dans une seule et même description.

Il va de soi, d'ailleurs, que, pour rester fidèles à notre plan, nous n'étudierons pas ici les diverses variétés de phtisie aiguë caractérisées par l'apparition de manifestations morbides sur plusieurs séreuses à la fois, et notamment les faits de tuberculose pleuro-péritonéale, quoique souvent les signes péritonitiques y soient peu accusés.

Est-ce à dire que le domaine de la tuberculose à forme pleurale puisse être rigoureusement délimité? Nous sommes loin de le penser. Tous les auteurs n'y font rentrer que les cas de pleurésie tuberculeuse qui présentent à un moment donné des allures franchement infectieuses et malignes. Or, ne peut-il pas se produire une poussée granulique même confluente de granulations sur la plèvre sans qu'apparaissent les phénomènes généraux intenses liés habituellement à la phtisie aiguë? S'il existe des formes atténuées de typho-bacillose, n'existe-t-il pas aussi une forme relativement légère de granulie pleurale à laquelle appartiendraient bien des pleurésies de cause indéterminée et susceptibles de guérir. Les faits de ce genre seraient très fréquents pour les auteurs qui reconnaissent à la pleurésie une origine constamment infectieuse et le plus souvent tuberculeuse: sans aller aussi loin, nous ne voyons rien de paradoxal à l'hypothèse que nous venons d'émettre, étant données les allures bénignes et les tendances à la guérison spontanée qu'offre souvent la pleurésie dans la phtisie chronique ou subaiguë. Mais nous ne pouvons que répéter ici ce que nous disions à propos de la granulie à forme pyrétique atténuée; comme il n'est aucun criterium clinique qui permette de reconnaître la phtisie aiguë dans ses modalités les moins brutales, celles-ci nous échappent souvent ou ne peuvent qu'être soupçonnées, et par suite la question que nous soulevons demeure insoluble. Force est donc de rester sur le terrain des données acquises et de se borner à l'étude des cas de pleurésie dont l'origine granulique ne saurait être contestée en raison de la concomitance de phénomènes infectieux analogues à ceux que l'on observe dans les autres variétés de phtisie aiguë.

De même que dans toutes les modalités de la granulie, les symptômes locaux n'offrent rien qui appartienne en propre à l'évolution tuberculeuse, et la véritable origine d'un épanchement pleurétique ne peut guère être décelée que par les manifestations générales qui le précèdent ou l'accompagnent. C'est ce qu'a bien mis en relief Empis, à qui nous devons la meilleure description de la phtisie à forme pleurale qui ait été donnée.

Tandis que dans les autres variétés de granulie les symptômes locaux réactionnels n'apparaissent presque jamais qu'après une période plus ou moins longue de germination, où il n'existe que des signes en quelque sorte banaux d'infection, dans la phtisie aiguë à forme pleurale le *début* peut être beaucoup moins insidieux. C'est que, comme d'ailleurs l'histoire de la pleurésie dans la phtisie chronique en fournit la preuve, la plèvre réagit parfois plus vite et plus fort sous l'incitation des granulations miliaires que ne le font d'autres séreuses, que ne le fait le parenchyme pulmonaire. Il suffit, en effet, d'une poussée congestive circonscrite autour de quelques granulations tuberculeuses corticales pour donner lieu à un processus exsudatif dans la séreuse. Or, ces granulations, cette congestion péri-tuberculeuse restant latentes au point de vue symptomatique, c'est à la manière d'une pleurésie franche, comme dans le coup de froid, que la tuberculose entre en scène. Après quelques jours d'un malaise léger ou même en pleine santé apparente, la maladie éclate subitement avec un appareil fébrile plus ou moins accusé : l'oppression, la toux sèche, un point de côté, appellent presque aussitôt l'attention du côté des voies respiratoires où l'on constate l'existence d'un épanchement pleurétique unilatéral. Dans ces cas, alors que font défaut des antécédents personnels significatifs ou les signes d'une lésion pulmonaire tuberculeuse, rien ne permet de soupçonner une affection bacillaire.

Ces cas sont cependant relativement rares, et d'ordinaire le début est insidieux : la maladie se déclare lentement, sans frisson franc initial, sans phénomènes thoraciques; un malaise général, la perte de l'appétit, la céphalalgie, l'insomnie, l'élévation modérée de la température avec accélération du pouls, ce sont autant de phénomènes qui n'ont rien de significatif. Un jour vient enfin où quelques secousses de toux, une sensation de plénitude dans la poitrine, de la dyspnée dans les mouvements, parfois un point de côté amènent le médecin à explorer le thorax pour y trouver une pleurésie sèche ou avec épanchement. Il peut arriver, comme nous l'avons observé deux fois, que l'affection débute par la région diaphragmatique, avec les phénomènes dyspnéiques intenses propres à cette localisation de la phlegmasie pleurale.

En cas de pleurite sèche, on perçoit parfois, sur une grande étendue, des frottements plus ou moins rudes, bruit de râpe de Jürgensen. Ces signes peuvent persister sans modification pendant tout le cours de la maladie, ou, et c'est le cas habituel, faire place à ceux d'un exsudat liquide.

La pleurésie avec épanchement d'emblée est plus fréquente; celui-ci est généralement peu abondant au début, mais parfois aussi il envahit la poitrine à bas bruit, si bien qu'on le trouve considérable dès le premier examen.

Dans la règle, une seule plèvre est touchée à l'origine; mais souvent l'autre vient à se prendre, et cette bilatéralité de la pleurésie a une grande importance diagnostique. On peut en dire autant de la mobilité de l'épanchement; elle tient à la fugacité des poussées congestives qui déterminent l'effusion de liquide dans les plèvres. D'un jour à l'autre, les phénomènes stéthoscopiques subissent de profondes modifications : là où la veille existait un épanchement abondant, on trouve la plèvre à peu près vide, pour constater quelques jours après une nouvelle recrudescence. Il faut d'ailleurs reconnaître que cette variabilité dans les signes physiques provient en grande partie de l'intensité plus ou moins grande de la congestion pulmonaire sous-jacente à laquelle il est souvent difficile de faire sa part dans le complexus symptomatique.

Quoi qu'il en soit, l'épanchement acquiert rarement une assez grande importance pour devenir menaçant par lui-même, pour amener un déplacement inquiétant du cœur, pour occasionner des accidents syncopaux. Cependant il est des cas où la thoracentèse d'urgence s'impose, et alors il faut pratiquer plusieurs ponctions successives; car contrairement à ce qui existe dans les pleurésies franches, comme l'épine irritative est toujours là, l'épanchement se reproduit très vite.

Le liquide pleural est ordinairement séreux ou légèrement séro-fibrineux ; cependant on l'a vu louche et même sanieux, sans doute par nécrose des néoformations pleurales; enfin il peut être sanguinolent ou même franchement hémorrhagique par suite de la rupture de fausses membranes vasculaires.

Pour en finir avec l'évolution locale, nous dirons que tantôt la plèvre renferme une certaine quantité de liquide pendant toute la durée de la maladie, tantôt elle finit par se vider ; dans ce dernier cas il reste à la surface de la séreuse des fausses membranes tenues dont la présence se traduit par quelques frottements superficiels.

Aux phénomènes pleurétiques s'en joignent le plus souvent d'autres d'origine pulmonaire ; mais ceux-ci sont souvent plus marqués sauf dans les cas où la phtisie aiguë pleurale est secondaire à une tuberculose chronique du poumon. Quelques ronchus, quelques râles fins de congestion apparaissant surtout dans les zones qu'a abandonnées l'épanchement à la période de déclin, c'est tout ce qu'on perçoit dans la phtisie pleurale proprement dite. Souvent on constate au sommet d'un poumon l'existence du schème de congestion auquel Grancher attache une si grande importance pour le diagnostic de la tuberculose au début. Mais cette triade symptomatique (exagération de la sonorité à la percussion, exagération des vibrations thoraciques, diminution du murmure respiratoire) n'indique qu'une chose, le refoulement du poumon vers la région supérieure du thorax, qu'il y ait ou non à ce niveau infiltration tuberculeuse.

Si parfois le parenchyme pulmonaire semble rester indemne pendant toute la durée de la pleurésie, d'habitude il n'en est pas ainsi. Tantôt une infiltration des sommets se démasque, qu'en raison de son siège, on doit soupçonner tuberculeuse ; tantôt c'est derrière l'épanchement, à la base d'un poumon, qu'évolue insidieusement une broncho-pneumonie qui fait croire à une recrudescence de la pleurésie et qui, en raison de la dyspnée croissante, peut amener à pratiquer une ponction par laquelle on ne retire que quelques grammes de liquide.

Les lésions pulmonaires deviennent aussi parfois prédominantes, de sorte que la phtisie pleurale se transforme en phtisie à type bronchitique ou broncho-pulmonaire ou même revêt le caractère suffocant. Cette éventualité se réalise parfois, comme Litten surtout l'a remarqué, lorsque l'épanchement se résorbe rapidement; comme si celui-ci en comprimant et anémiant le parenchyme pulmonaire y avait enrayé le développement de la tuberculose. C'est même, soit dit en passant, pour ce motif que nous ne recourons à la thoracentèse qu'en cas d'urgence dans les pleurésies suspectes.

Pendant qu'évolue ainsi l'affection thoracique, pleurale ou pleuro-pulmonaire, on voit, contrairement à ce qui se passe dans les pleurésies simples, les symptômes généraux s'accentuer plus ou moins vite; le malade perd ses forces et maigrit rapidement, la température reste élevée, à allures irrégulières, parfois à type hectique; la dyspnée augmente alors même que l'épanchement se résorbe et il peut même arriver qu'à un moment donné les signes thoraciques soient relégués au second plan, les phénomènes adynamiques étant devenus aussi intenses que dans la forme typhoïde de la granulie.

Variables donc sont les *modes de terminaison* de cette variété de tuberculose aiguë; il est rare que jusqu'au bout la note pleurale domine, la mort survenant subitement comme dans un cas d'Empis, ou rapidement par adynamie et asthénie progressives comme dans les autres modalités de la tuberculose aiguë. D'ordinaire, le dénouement fatal est imputable soit à une granulie pulmonaire, soit à l'envahissement d'autres séreuses, comme le péritoine ou le péricarde, soit enfin à une poussée granuleuse généralisée.

D'autre part, il n'est pas exceptionnel d'assister à la rétrocession du processus pleural qui finit par disparaître en laissant derrière lui une tuberculose pulmonaire, quelquefois très limitée, à type et à évolution très variables. Enfin tout porte à croire, suivant la judicieuse remarque de Grancher, que les granulies circonscrites à la plèvre peuvent, comme d'autres tuberculoses locales, avoir une terminaison absolument favorable; mais il n'y a là qu'une hypothèse, puisque nous ne possédons aucun moyen de différencier ce genre d'affections des pleurésies simples, non spécifiques.

En tout cas, des diverses modalités de la granulie, c'est la forme pleurale qui comporte, à ce qu'il semble, le *pronostic* le moins grave. D'ailleurs l'intensité de la détermination pleurale n'a à cet égard qu'une importance relative ; les pleurésies les plus bruyantes, à moins qu'elles ne relèvent d'une granulie de la séreuse, sont souvent les moins sévères ; car elles sont d'habitude en rapport avec une congestion intense plutôt qu'avec une bacillose pulmonaire étendue. Au contraire derrière une pleurésie bâtarde se dissimule fréquemment une éruption granulique confluente des poumons. Le danger est presque toujours dans le parenchyme, presque jamais dans la séreuse.

Diagnostic. — Reconnaître la véritable nature d'une pleurésie aiguë constitue toujours une tâche ardue pour le clinicien; en ce qui concerne la granulie à forme pleurale, le problème est parfois insoluble, du moins au début. Prenons en effet le cas en apparence le plus simple, celui où un épanchement pleurétique se produit chez un individu porteur de lésions tuberculeuses manifestes. En pareille occurrence on doit se demander si l'on est en présence d'une granulie à forme pleurale, d'une poussée tuberculeuse pleuro-pulmonaire, ou d'une pleurésie secondaire à une simple poussée congestive, telle qu'il s'en rencontre si fréquemment dans le cours de la tuberculose chronique. Les phénomènes stéthoscopiques sont évidemment les mêmes dans tous ces cas et l'hypothèse de phtisie pleurale n'acquerra un caractère de probabilité que si la dyspnée n'est pas en rapport avec l'abondance de l'épanchement, ou s'il se produit une aggravation rapide dans l'état général.

Qu'il s'agisse au contraire d'un individu en apparence sain, les difficultés du diagnostic ne sont pas moindres. Le début habituellement insidieux de la phtisie pleurale n'a pas une valeur absolue à ce point de vue; car souvent des phlegmasies pleurales qui n'ont rien de spécifique survenant chez des individus affaiblis ou déprimés se comportent de la même manière, et il est souvent difficile de distinguer les manifestations morbides que produit le surmenage ou la misère physiologique des phénomènes prodromiques de la tuberculose aiguë. Néanmoins l'existence d'accès fébriles, d'une toux sèche quinteuse, datant de quelques jours ou de quelques semaines, surtout l'amaigrissement rapide seront des indices de grande valeur.

Enfin, dans les cas à début brusque, la phtisie pleurale est pour ainsi dire fatalement confondue, dans les premiers jours, avec une phlegmasie franche *a frigore*, d'autant que souvent on trouve dans les commémoratifs l'influence étiologique d'un refroidissement.

Ainsi, quels que soient le terrain sur lequel évolue la pleurésie et son mode de début, son origine granulique ne peut être soupçonnée qu'après quelque temps, et ce grâce à certaines particularités cliniques : c'est la mobilité et la bilatéralité de l'épanchement, sa reproduction très rapide après la thoracentèse, c'est l'intensité de la dyspnée qui va croissant de jour en jour malgré le peu d'abondance ou en dépit de la résorption du liquide pleural ; c'est enfin l'accentuation progressive de la fièvre et des phénomènes généraux, contrairement à ce qui se passe dans les pleurésies simples séro-fibrineuses. Souvent d'ailleurs, à un moment donné, d'autres manifestations morbides du côté non seulement des poumons, mais du péritoine et du péricarde ou des troubles intestinaux seront les témoins irrécusables d'un processus infectieux généralisé relevant de la tuberculose.

Quant à l'étude bactériologique de l'épanchement, elle permettra parfois de reconnaître que celui-ci est d'origine tuberculeuse, mais non qu'il dépend d'une granulie pleurale ; car si les inoculations de ce liquide à des cobayes déterminent chez ces animaux la tuberculose, on obtient ce résultat, qu'il s'agisse d'une pleurésie simple survenue chez un tuberculeux chronique ou d'une phtisie pleurale proprement dite. Or au point de vue surtout du pronostic ces deux expressions cliniques de la bacillose doivent être nettement différenciées.

Enfin la carcinose miliaire pleurale offre d'incontestables analogies cliniques avec la phtisie à forme pleurale ; mais la carcinose frappe d'ordinaire des individus plus âgés, donne lieu à un mouvement fébrile moins prononcé, s'affirme souvent par l'apparition d'adénopathies dans les régions axillaires et sus-claviculaires ; enfin le caractère hémorragique de l'épanchement constitue un signe de probabilité en faveur de la carcinose, bien qu'on l'observe parfois dans d'autres néoformations qui amènent une riche vascularisation de la plèvre et en particulier dans la granulie.

CHAPITRE II

DES TUBERCULOSES AIGUES A LÉSIONS PULMONAIRES MASSIVFS.

I

Tuberculose aiguë à forme pneumonique.

PNEUMONIE TUBERCULEUSE AIGUE, PNEUMONIE CASÉEUSE AIGUE.

Il semble que la pneumonie caséeuse soit vouée à des controverses sans fin. Depuis l'apparition du remarquable mémoire de Reinhardt en 1850 qui l'a mise à l'ordre du jour de la science, les discussions ont porté ou portent encore aujourd'hui sur les points les plus importants de son histoire; si le triomphe de la doctrine uniciste de Laennec nous a définitivement édifiés sur l'essence même de cette affection, où l'on ne saurait plus voir qu'une des modalités de l'infection tuberculeuse, l'accord n'est pas encore établi en ce qui concerne soit, comme nous le verrons à propos de l'anatomie pathologique, la nature des lésions histologiques qui la constituent, soit aussi la place qui lui revient en nosographie. C'est cette dernière face de la question que nous devons envisager ici avant d'aborder l'exposé clinique de ce syndrome morbide.

Tant que régna la doctrine de Reinhardt et de Virchow, la pneumonie caséeuse prit rang parmi les affections phtisiogènes en dehors des processus tuberculeux proprement dits; mais du jour où son origine bacillaire fut mise hors de doute, on en vint tout naturellement à la rapprocher des autres modalités aiguës de la tuberculose, en raison de son évolution rapide et en dépit de ses caractères anatomo-pathologiques tout particuliers et aussi de sa physionomie clinique spéciale. Cette conception a été popularisée, en France du moins, par Hanot, dans son article du *Dictionnaire de Jaccoud*; la pneumonie caséeuse en effet y est étudiée à côté des diverses variétés de granulie. Pour justifier cette assimilation, il fallut élargir singulièrement le cadre de la granulie, puisque la pneumonie caséeuse est essentiellement constituée non par des granulations grises mais par une lésion massive, et y faire rentrer toutes les affections tuberculeuses où l'évolution morbide est assez rapide pour que le néoplasme ne puisse arriver à sa dernière phase, à l'ulcération. Mais alors une nouvelle difficulté surgissait. Où placer les faits de pneumonie caséeuse se terminant par fonte du poumon, aboutissant à la production de vastes cavernes? Pour rester fidèles à leur définition de la tuberculose aiguë, les auteurs contemporains n'ont eu d'autre ressource que d'admettre deux formes absolument différentes de pneumonie caséeuse, l'une qui tue avant la formation d'excavations pulmonaires et qui par suite ressortirait à la tuberculose aiguë, l'autre qui parcourt tout son cycle jusqu'à la période ulcérative et qui dépendrait soit de la phtisie galopante, soit même de la phtisie vulgaire. Rien de plus artificiel, selon nous, rien de plus contraire à la réalité des faits qu'une semblable conception. Dans toute pneumonie caséeuse l'infection tuberculeuse s'affirme à la fois par l'intoxication générale et par un processus local massif à marche rapide. Si la première domine, la mort survient avant que la lésion ait pu parcourir tout son cycle; lorsqu'au contraire l'infection générale est moins prononcée ou l'infection locale plus brutale dans ses allures, la fonte du néoplasme tuberculeux précède ou accompagne l'apparition des phénomènes ultimes d'intoxication. Il n'y a donc que des nuances au point de vue de l'évolution morbide, et non une ligne de démarcation absolue entre ces deux variétés de pneumonie caséeuse et rien n'autorise à scinder, comme on le fait dans les travaux français les plus récents, l'histoire de cette affection. Mieux vaut, ne serait-ce qu'au point de vue nosographique, lui laisser son autonomie, et lui réserver une place à part entre la granulie d'un côté, la phtisie vulgaire de l'autre. Elle a de la granulie les allures rapides et franchement infectieuses, tandis que, comme nous le ferons voir, elle se rapproche plutôt de la phtisie vulgaire par son mode pathogénique et par ses tendances destructives du parenchyme pulmonaire. Elle forme ainsi un des éléments de cette chaîne ininterrompue de processus tuberculeux qui va de la granulie typhoïde où l'intoxication générale est tout, ou presque tout, à la phtisie torpide où la note locale existe pour ainsi dire seule.

Nous étudierons donc ici la phtisie rapide à forme pneumonique, qu'elle aboutisse ou non à l'ulcération du parenchyme pulmonaire : envisagée de la sorte, elle constitue une des modalités de l'infection tuberculeuse aiguë les plus intéressantes au point de vue anatomique, clinique et sans doute aussi pathogénique.

En raison de la forme massive que revêt ici la lésion bacillaire, celle-ci se traduit par un ensemble de signes physiques analogues à ceux qui appartiennent aux infiltrations pulmonaires étendues, lobaires ou pseudo-lobaires, dont la pneumonie franche fournit le type le plus fréquent. La similitude séméiologique des deux affections est d'autant plus prononcée que l'une et l'autre ont une marche rapide et s'accompagnent de phénomènes généraux intenses; il serait même permis de dire que leurs points de contact sont plus nombreux aujourd'hui qu'au moment où l'on a commencé à connaître la pneumonie caséeuse, en raison de la prédominance actuelle des formes typhoïde ou asthénique de l'infection pneumococcique.

Il est en outre à remarquer que, de part et d'autre, les *conditions étiologiques* sont le plus souvent similaires; toutes deux, pneumonie lobaire vulgaire et pneumonie tuberculeuse, peuvent apparaître sous l'influence d'un refroidissement ou à titre secondaire, à la suite soit de diverses infections, comme la puerpéralité, soit de dyscrasies, comme le mal de Bright ou le diabète sucré. D'ailleurs on voit assez rarement la pneumonie caséeuse évoluer au cours d'une phtisie chronique: bien souvent elle frappe des individus qui ne présentent aucun antécédent suspect à ce point de vue et dont l'habitus extérieur n'éveille pas le soupçon d'une tare tuberculeuse. Qu'elle atteigne surtout des organismes surmenés, débilités par des privations, ou entachés d'alcoolisme, le fait est indéniable; mais n'en est-il pas de même pour la pneumonie franche?

C'est dire que les commémoratifs de la tuberculose pneumonique aiguë sont rarement significatifs; aussi quand elle entre en scène bruyamment, sans prodromes, par un frisson intense, avec fièvre vive aux environs de 40 degrés et point de côté, suivi bientôt des signes locaux d'hépatisation pulmonaire, la confusion avec la pneumonie franche est pour ainsi dire fatale. Cependant, même dans ces cas à début brusque, il se produit généralement au bout d'un ou deux jours une certaine détente dans les phénomènes généraux, et surtout dans le processus fébrile; comme si, après la surprise du premier moment, l'organisme essayait de se défendre contre l'invasion tuberculeuse. On voit par exemple la température au lieu de se maintenir à son taux élevé primordial tomber à des chiffres plus modérés, tels que 38°,5 ou 39 degrés. Ainsi, dès la phase initiale, s'accuse l'irrégularité dans la courbe thermique qui sera une des caractéristiques de l'évolution morbide.

Le plus souvent d'ailleurs le début n'est pas moins insidieux que dans les autres variétés de tuberculose aiguë. A son premier interrogatoire le malade raconte qu'il est souffrant depuis une ou deux semaines; ses forces ont décliné, il a ressenti un malaise général, de la courbature, de la torpeur physique et intellectuelle; à divers moments de la journée, surtout vers le soir, il a éprouvé des horripilations ou de petits frissons; il a maigri bien que l'appétit ne soit pas aboli et que les troubles digestifs soient encore peu accusés. Bientôt apparaissent la toux et la dyspnée et la maladie est alors constituée par un ensemble de symptômes locaux et généraux qui demandent d'autant plus à être analysés avec soin que le diagnostic ne repose que sur des nuances cliniques.

Période d'état. Phénomènes pulmonaires. — Dans la pneumonie caséeuse, à l'inverse de ce qui se passe dans les diverses formes de granulie, ce sont les phénomènes locaux, surtout les signes d'auscultation qui donnent au complexus morbide sa physionomie particulière.

La lésion pulmonaire est ordinairement unilatérale, au moins au début, siégeant plus souvent à droite qu'à gauche.

Quoi qu'en aient dit certains auteurs, c'est le sommet du poumon qui est généralement atteint en premier lieu; néanmoins les faits ne manquent pas où l'affection débutant par la base progresse de bas en haut.

A la palpation on constate une augmentation notable des vibrations thoraciques; mais il est à signaler que celles-ci s'affaiblissent souvent dans la suite, non seulement quand il se produit un épanchement pleurétique secondaire, mais parfois même, comme dans la spléno-pneumonie, alors que la plèvre reste indemne.

La percussion décèle d'abord de la submatité avec diminution de l'élasticité au doigt, puis, en dehors même de tout exsudat pleural, une véritable matité plus compacte d'habitude que dans la pneumonie franche.

A l'auscultation on perçoit au début des râles crépitants ou plutôt sous-crépitants, rarement des râles fins éclatant par bouffées au moment de l'inspiration comme dans la première période de la pneumonie; souvent au voisinage du foyer d'infiltration s'entendent des rhonchus sonores. La respiration est rude, mais sans qu'il existe un souffle vrai, une bronchophonie nette. Puis, la lésion tuberculeuse étant devenue de plus en plus compacte, les phénomènes d'auscultation se modifient. Tantôt le murmure vésiculaire s'affaiblit peu à peu, si bien que des régions où quelques jours auparavant on entendait un mélange de râles sous-crépitants et de rhonchus deviennent presque silencieuses; tantôt le bruit des voies respiratoires supérieures retentissant à travers le bloc tuberculeux donne lieu à un souffle à timbre creux qu'on pourrait prendre, n'était l'absence de râles humides à ce niveau, pour un souffle cavitaire; tantôt enfin les signes stéthoscopiques sont analogues à ceux de la pneumonie lobaire à la seconde période, mais sans que le souffle ait un caractère aussi franchement tubaire, sans que la voix et la toux soient aussi retentissantes.

Ces diverses manifestations ne se localisent pas aux points primitivement touchés; la lésion se propage par contiguïté, si bien que le bloc tuberculeux peut occuper une grande étendue du poumon. D'ordinaire, cependant, il n'y a qu'un lobe d'envahi, et encore celui-ci ne l'est-il pas en entier; exceptionnellement le poumon dans sa totalité est transformé en une masse caséeuse.

L'infection bacillaire peut aussi donner lieu çà et là à d'autres lésions, telles que des granulations à diverses périodes de leur évolution, ou des foyers de broncho-pneumonie, qui se traduisent par leurs symptômes habituels; mais il est rare que ces altérations soient très prononcées, il est rare surtout qu'une poussée granulique intense se produise. Enfin il faut aussi tenir compte des adénopathies trachéo-bronchiques qui souvent sont très prononcées et contribuent dans une large mesure à l'apparition des phénomènes dyspnéiques.

Parallèlement à ces signes stéthoscopiques, l'oppression s'accentue de jour en jour avec des paroxysmes qu'on peut, dans certains cas, attribuer à la compression des pneumogastriques par des ganglions bronchiques hypertrophiés. Hors de proportion avec une lésion relativement peu étendue, elle constitue un des meilleurs caractères différentiels de la phtisie pneumonique.

La toux augmente de fréquence, devient quinteuse, avec de l'hyperesthésie au niveau des masses musculaires du thorax, plutôt qu'avec un vrai point de côté. Quant à l'expectoration, elle se modifie à mesure que la lésion évolue; peu abondante, muqueuse au début, elle devient ensuite opaque, muco-purulente, plus souvent striée de sang que nettement sanguinolente. Cependant une hémoptysie franche peut être la première manifestation de la maladie. D'habitude le sang n'est pas intimement mêlé aux produits expectorés qui renferment peu de fibrine; aussi ceux-ci n'ont-ils ni la teinte rouillée ni la viscosité des crachats pathognomoniques de la pneumonie franche. Enfin, quand la masse tuberculeuse commence à se ramollir, l'expectoration devenue très abondante, puriforme, ressemble à celle de la phtisie à la troisième période; on y trouve des fibres élastiques et aussi des bacilles de Koch. C'est généralement du 12e au 15e jour que ces micro-organismes commencent à apparaître dans les crachats.

Les *symptômes généraux* de la pneumonie caséeuse sont similaires à ceux de la granulie. Similaires, mais non identiques : sans doute on peut retrouver ici les mêmes manifestations que dans les diverses formes de tuberculose aiguë, mais avec une intensité moindre, sauf dans les cas suraigus : affaiblissement rapide, prostration et asthénie, subdelirium nocturne, délire rarement continu, plus souvent calme qu'agité, excepté chez les alcooliques, émaciation en quelque sorte à vue d'œil, surtout prononcée au niveau de la paroi thoracique. Mais il est à noter que tous ces phénomènes sont le plus souvent peu prononcés au début de la maladie. La note locale prime à ce moment la note générale; fait facile à comprendre si l'on admet avec nous que l'infection frappe ses premiers coups sur les voies respiratoires et que l'adultération du sang, contrairement à ce qui se passe dans la granulie, n'est point l'acte initial du processus morbide.

On pourrait s'expliquer de la même manière une autre particularité du syndrome clinique ; c'est que la phénoménologie locale, en dehors de celle qui relève de la lésion pulmonaire, reste toujours peu prononcée, au moins dans la période initiale. Il en est ainsi surtout des troubles digestifs. L'inappétence n'est pas complète; la diarrhée fait défaut ou est peu abondante; on ne constate pas d'endolorissement de la paroi de l'abdomen, ni aucun signe de tuberculisation sur le péritoine ou l'intestin. Si des désordres du côté de divers organes se produisent, ce n'est qu'à une phase assez avancée de la maladie, et encore la généralisation granulique est-elle bien plus rare que dans d'autres modalités de tuberculose aiguë.

Quant à l'évolution fébrile, elle offre des caractères analogues à celle de la granulie, très différents par suite du cycle thermique de la pneumonie franche. La température, sauf dans les cas à début brusque, n'arrive pas d'un bond à l'acmé; elle monte par bonds inégaux pour atteindre en quelques jours un niveau qui est habituellement élevé, 40° et même davantage. Parfois même, la période subfébrile se prolonge aux environs de 38°, et la fièvre n'acquiert d'intensité qu'après un ou deux septenaires. Quoi qu'il en soit, abstraction faite de ces cas à invasion particulièrement insidieuse et traînante, le tracé thermométrique n'a rien de régulier; il indique un mouvement fébrile continu traversé par de larges oscillations. D'habitude les exacerbations sont vespérales, si bien qu'entre la température du matin et celle du soir il peut y avoir des différences de 1 degré, 1° 5 et même 2 degrés. Parfois cependant c'est aux premières heures de la journée que correspond le niveau le plus élevé de la courbe. En général ce sont de véritables accès quotidiens qui se jugent par d'abondantes sueurs nocturnes. Ce caractère hectique s'affirme surtout quand commence la fonte du parenchyme pulmonaire.

Ordinairement très rapide, même pendant les périodes de rémission thermique, le pouls n'est jamais plein et vibrant comme dans la pneumonie franche; tout au contraire, à mesure que progresse la maladie, la faiblesse des pulsations artérielles dénote une asthénie croissante du muscle cardiaque qui contribue à l'apparition des phénomènes asphyxiques.

Marche, terminaisons, pronostic. — Très variable est la marche de la pneumonie caséeuse, suivant l'intensité des manifestations générales, reflet de l'infection tuberculeuse plus ou moins accusée. A ce point de vue on peut en distinguer deux variétés, *suraiguë* et *aiguë*. Dans la première, c'est la note infectieuse qui domine, si bien que les phénomènes adynamiques et parfois ataxiques s'accentuent rapidement et que le malade succombe dans le collapsus, avant que la lésion pulmonaire soit parvenue à sa dernière étape, l'ulcération. Dans la seconde, la plus commune, les désordres locaux et les symptômes généraux semblent marcher *pari passu*, de telle sorte que l'évolution destructive du néoplasme tuberculeux se produit parallèlement à la déchéance progressive de l'économie.

Dans la forme suraiguë, la mort survient en trois ou quatre septenaires par les progrès de l'adynamie, sans que les phénomènes stéthoscopiques se soient sensiblement modifiés; elle peut même être précipitée par une poussée granulique du côté des poumons, qui donne lieu à des accidents asphyxiques avec cyanose des extrémités et quelquefois hypothermie. La localisation reste d'habitude pulmonaire; ainsi les accidents méningés sont exceptionnels.

Dans la forme aiguë, au contraire, l'intoxication générale ne va pas assez vite pour que la lésion pulmonaire n'ait pas le temps d'accomplir son évolution complète. On assiste alors à l'accentuation simultanée des manifestations locales et générales. L'auscultation permet de suivre le processus de désagrégation, de fonte de la masse tuberculeuse; les râles deviennent de plus en plus gros, de plus en plus humides; le souffle prend un caractère franchement caverneux, et tous les signes cavitaires apparaissent; bientôt on constate l'existence d'une vaste excavation pulmonaire, comme dans la troisième période de la phtisie chronique avec une dyspnée continue. En même temps l'état général s'aggrave de jour en jour, en revêtant autant les caractères de l'hecticité que ceux de l'infection. C'est alors que l'on observe des vomissements incessants, des sueurs profuses, une diarrhée colliquative, parfois des hémoptysies répétées, ou enfin diverses manifestations cachectiques, comme l'albuminurie, une phlegmatia alba dolens, l'œdème des membres inférieurs. Le malade meurt dans le marasme, en un temps qui varie de quatre à huit semaines.

Il peut aussi arriver que la poussée infectieuse se calme peu à peu, que le processus perde son acuité et qu'il fasse place à une tuberculose subaiguë ou même chronique. Quelquefois même l'affection reste absolument stationnaire à tous égards; la lésion tuberculeuse ne subit aucun travail de ramollissement; les signes d'induration persistent sans modifications appréciables pendant plusieurs semaines, jusqu'au jour où brusquement s'opère la fonte du parenchyme pulmonaire, accompagnée de phénomènes hectiques intenses et rapidement mortels.

La tuberculose pneumonique est-elle susceptible de

guérir? *A priori* la chose est des moins vraisemblables, à en juger par l'intensité de la lésion locale dont on s'explique malaisément la rétrocession. Néanmoins on a publié des observations qui plaident en faveur de la curabilité de cette affection ; mais ne s'agissait-il pas plutôt alors de ces poussées congestives péri-tuberculeuses qui revêtent souvent, comme nous allons le voir, les allures de la phtisie pneumonique?

Diagnostic. — C'est surtout avec la pneumonie lobaire, certaines formes de pleurésie, ou des processus péri-tuberculeux étrangers à la phtisie aiguë que peut être confondue la pneumonie caséeuse ; parfois aussi elle simule une maladie générale à déterminations pulmonaires comme la fièvre typhoïde ou la grippe.

Quand la pneumonie lobaire a une allure franchement inflammatoire, sa physionomie clinique offre bien plus de contrastes que d'analogies avec celui de la pneumonie tuberculeuse. L'insidiosité du début, l'absence ou le peu d'intensité du point de côté et du frisson initial, l'apparition tardive du souffle bronchique, l'expectoration sanguinolente ou muco-purulente, les sueurs nocturnes, enfin et surtout l'amaigrissement rapide et la marche irrégulière de la fièvre avec son ascension lente et ses grandes oscillations, ce sont des caractères cliniques qui doivent faire songer à la pneumonie tuberculeuse. Mais la plupart d'entre eux peuvent appartenir à la pneumonie lobaire quand celle-ci évolue chez des individus cachectisés ou revêt la forme infectieuse. Aussi pour se prononcer faut-il souvent attendre le second septenaire de la maladie où se juge d'habitude la pneumonie lobaire, tandis que la lésion tuberculeuse ne fait que progresser. A ce moment même on peut être induit en erreur si l'infection pneumococcique procède par poussées subintrantes. Mais alors ce sont des régions différentes et souvent éloignées du poumon qui se prennent successivement, tandis que dans la tuberculose aiguë la lésion demeure ordinairement localisée à un territoire peu étendu, ou ne progresse que par contiguïté. D'ailleurs en pareille occurrence, l'examen bactériologique des crachats est souvent décisif, puisque les bacilles de Koch y apparaissent à la fin du deuxième septenaire.

Nous avons vu que parfois les vibrations thoraciques et le murmure respiratoire sont affaiblis au niveau de l'infiltration tuberculeuse; celle-ci pourrait alors être confondue avec un épanchement pleurétique. Mais la forme de la matité, moins régulière dans la phtisie aiguë, les crachats, les signes fournis par l'auscultation de la voix, l'atteinte profonde de l'état général, seront autant d'éléments du diagnostic différentiel. Quant à la ponction exploratrice, elle pourrait entraîner le clinicien dans une fausse voie lorsqu'un léger épanchement pleural coexiste avec la pneumonie tuberculeuse.

Dans tous ces cas, l'étude des antécédents fournit parfois de précieuses indications; mais les commémoratifs même peuvent induire en erreur. Que chez un individu suspect ou nettement entaché de tuberculose, une infiltration étendue du poumon avec des phénomènes généraux graves vienne à se produire, le diagnostic de pneumonie caséeuse secondaire semble s'imposer alors qu'il s'agit en réalité d'une affection surajoutée à la tuberculose, pneumonie franche ou congestion pulmonaire intense. S'il est généralement aisé de reconnaître la première de ces maladies, grâce à la netteté de son évolution, il n'en va pas de même des poussées hyperémiques péri-tuberculeuses qui se traduisent parfois par des phénomènes locaux et généraux similaires à ceux de la pneumonie caséeuse et souvent il est bien difficile de déterminer ce qui appartient au processus congestif dans le complexus morbide. On peut ainsi être amené, surtout lorsque l'état général semble très compromis, à exagérer la part qui revient à la lésion tuberculeuse proprement dite. Nous avons souvenance, entre autres, d'un fait de ce genre qui nous a particulièrement frappé. Il s'agissait d'une jeune femme qui, à la suite d'un accouchement, présenta à la base du poumon tous les signes d'une infiltration pleuro-pulmonaire aiguë avec nombreux bacilles dans les crachats; aussi plusieurs médecins l'avaient-ils jugée atteinte de pleuro-pneumonie tuberculeuse à marche rapide. Mais la mobilité des signes physiques, pleuraux et pulmonaires, qui cadrait mieux avec l'hypothèse d'une simple congestion qu'avec celle d'une infiltration massive, l'absence de phénomènes marastiques, l'action indéniable du sulfate de quinine à hautes doses sur la lésion locale et sur le mouvement fébrile, enfin les caractères des crachats restés toujours spumeux nous laissaient des doutes sur l'exactitude de ce diagnostic; et, en effet, les manifestations morbides s'atténuèrent peu à peu, la poussée congestive disparut au bout de quelques semaines, laissant derrière elle une lésion tuberculeuse très limitée qui finit elle-même par guérir complètement.

Enfin, lorsque ce sont les phénomènes généraux qui dominent la scène, ou que des poussées granuliques sur divers organes coexistent avec la pneumonie caséeuse, celle-ci emprunte le masque de divers processus à localisations thoraciques, comme la grippe et surtout la pneumo-typhoïde. La question se pose alors dans les mêmes termes que pour les autres formes de tuberculose aiguë ; aussi serait-il oiseux d'exposer à nouveau les éléments du diagnostic différentiel que nous avons mis en relief à l'occasion de la typho-bacillose.

II

Tuberculose aiguë à lésions massives diffuses.

PHTISIE GALOPANTE DES ANCIENS AUTEURS ;
PHTISIE RAPIDE DE TROUSSEAU ; PHTISIE SUBAIGUË.

Les nosographes contemporains ne font pas rentrer cette modalité de l'infection bacillaire dans le domaine de la tuberculose aiguë, en s'appuyant sur cette donnée qu'ici le néoplasme pathologique effectue son cycle entier, aboutit à la fonte caséeuse, contrairement à ce qui se voit dans la granulie proprement dite. Mais, ainsi que nous l'avons montré, on ne saurait faire de l'absence de tout processus ulcératif le criterium de la tuberculose aiguë; aussi ne croyons-nous pas pouvoir éliminer de notre cadre une affection qui, pour offrir d'incontestables analogies avec la phtisie vulgaire, n'en confine pas moins à la pneumonie caséeuse que nous venons d'étudier.

En réalité, cette espèce morbide a sa physionomie à part qui doit lui assurer son autonomie en nosologie. Dans la tuberculose miliaire aiguë ce qui domine, c'est la note infectieuse; dans la phtisie rapide, c'est la note consomptive. Dans l'une, ce sont les phénomènes généraux qui priment dès le début les symptômes locaux, et les lésions pulmonaires, quelque diffuses qu'elles soient, ne sont jamais assez avancées dans leur évolution pour justifier par elles-mêmes l'atteinte profonde portée à l'organisme ; dans l'autre, les manifestations générales sont dans une large mesure subordonnées aux altérations destructives des poumons et, à voir à l'autopsie les poumons criblés de foyers tuberculeux promptement arrivés à l'infiltration caséeuse ou à la fonte purulente, on s'explique aisément l'apparition de phénomènes consomptifs intenses.

En réalité, la phtisie galopante ne se rapproche que de la forme pneumonique de la tuberculose aiguë qui reconnaît sans doute, comme nous l'avons vu, la même pathogénie, et encore s'en différencie-t-elle à deux points de vue essentiels. Dans la pneumonie caséeuse, la lésion pulmonaire est localisée, à type lobaire ou pseudo-lobaire ; dans la phtisie galopante, elle est diffuse, sous forme de noyaux multiples broncho-pneumoniques. En outre l'intoxication générale contemporaine ou à peu près, dans l'une, des lésions pulmonaires n'apparaît qu'à titre secondaire dans l'autre, à la manière de l'état hectique. A ce titre la phtisie galopante confine en quelque sorte à la phtisie vulgaire dont elle se distingue surtout par la généralisation plus prompte et une tendance plus rapidement destructive des lésions locales. Peut-être, suivant l'hypothèse de MM. Grancher et Hutinel, faut-il attribuer, en partie du moins, les caractères de la phtisie rapide à l'intervention de germes morbides autres que le bacille de Koch, à des infections mixtes.

Quoi qu'il en soit de cette conception, l'étude clinique confirme absolument ces données anatomo-pathologiques ; elle nous montre la phtisie rapide évoluant dans des conditions analogues à la phtisie vulgaire, sauf en ce qui touche la marche du processus. Aussi lorsqu'elle succède à un processus tuberculeux chronique, ce changement d'allures ne se décèle que par l'acuité des phénomènes hectiques et par les signes stéthoscopiques qui révèlent une extension rapide de la lésion à diverses régions des poumons et une fonte en quelque sorte foudroyante des masses néoplasiques. La physionomie générale de la maladie n'est pas modifiée dans ses lignes essentielles, mais celle-ci, suivant l'heureuse expression de Grancher et Hutinel, brûle les étapes.

Plus intéressants au point de vue clinique sont les cas où la phtisie rapide apparaît sur un terrain respecté jusqu'à ce moment par le bacille. Tantôt elle se développe chez un individu jusqu'alors bien portant; tantôt elle se greffe sur une maladie infectieuse comme la grippe, la rougeole, la coqueluche. Aussi s'observe-t-elle surtout dans la seconde enfance et faut-il mettre à son actif un grand nombre de faits qu'en pathologie infantile on attribue indûment à la forme broncho-pneumonique de la tuberculose aiguë. Fréquente encore dans l'adolescence et même dans l'âge adulte, la phtisie rapide est exceptionnelle chez le vieillard, dont les maladies bénéficient de la torpidité des évolutions nutritives en général.

Abstraction faite des cas où cette forme de tuberculose succède à une autre maladie, le début en est absolument insidieux comme dans la phtisie vulgaire. Elle n'entre point brusquement en scène ainsi que le fait souvent la tuberculose aiguë; les phénomènes généraux et les symptômes locaux vont à peu près *pari passu*. En même temps ou avant même que se produisent un état de malaise et des troubles digestifs, que s'allume un mouvement fébrile, le malade se met à tousser, d'une toux sèche et pénible, à expectorer des mucosités spumeuses, et aussitôt on peut constater les premiers signes de localisation tuberculeuse au sommet d'un poumon : submatité et rudesse du murmure respiratoire.

Rapidement la situation s'aggrave, la fièvre acquiert une grande intensité, avec des recrudescences vespérales très accusées, précédées de frissonnements et suivies de sueurs profuses qui exténuent le malade ; l'appétit l'abandonne, il maigrit et perd ses forces de jour en jour. Un ou deux septenaires se sont à peine écoulés qu'il présente à un haut degré le facies du tuberculeux avéré, aux pommettes colorées, aux yeux brillants, au thorax émacié (*phtisis florida* des anciens cliniciens). Alors aussi les troubles fonctionnels et les phénomènes stéthoscopiques sont devenus très nets ; parfois même, avant les symptômes généraux réactionnels, ils ont révélé la gravité de la maladie. La dyspnée est très prononcée, la toux souvent incessante, quinteuse et par suite donnant lieu à de fréquents vomissements. L'expectoration, de plus en plus abondante, se compose de parties solides baignant dans un mucus épais, comme il en est pour les crachats nummulaires de la deuxième période de la phtisie. Le sang y peut apparaître sous forme de stries, ou même d'hémoptysies qui parfois se répètent. L'examen histologique y révèle l'existence de fibres élastiques et aussi d'innombrables bacilles de Koch: aussi pourrait-on par ces seuls caractères affirmer déjà la caséification du néoplasme tuberculeux, si l'examen de la poitrine ne permettait pas de suivre la marche rapide du processus, l'infiltration, la caséification et enfin la fonte du parenchyme pulmonaire.

La lésion qui siégeait à un sommet gagne bientôt l'autre; on note d'abord de la submatité avec résistance au doigt et bientôt une matité franche. A l'oreille on perçoit des sibilances et dans les secousses de toux des râles humides, sous-crépitants, qui augmentent rapidement de volume. La respiration prend le caractère soufflant, la parole donne lieu à de la bronchophonie. Peu à peu apparaissent les signes cavitaires, râles caverneux ou nettement caverneux, retentissement de la voix, souffle à timbre creux.

Mais, à ce moment déjà, d'autres régions du poumon sont touchées; la lésion gagne en étendue, comme elle gagne en profondeur. Aucune règle ne préside à la formation de ces nouveaux foyers qu'on voit apparaître dans les deux poumons, aux régions moyennes, aux bases, laissant entre eux des lobules encore indemnes. Au bout de quelques semaines on trouve simultanément ici des cavernes plus ou moins étendues, ici des noyaux en voie de ramollissement, là enfin des blocs d'induration.

Pendant ce temps le malade est miné par l'insomnie, la fièvre, des sueurs profuses nocturnes et même diurnes, des vomissements qui entravent l'alimentation quand l'inappétence n'est pas absolue, ou enfin une diarrhée qui peut devenir colliquative; il tombe dans un état de déchéance organique analogue à celui qui se produit à la période ultime de la phtisie vulgaire. La mort survient ainsi par les progrès du marasme; souvent elle est précédée de phénomènes cérébraux ou de manifestations cachectiques, comme une phlegmatia alba dolens, du muguet, etc.

La *durée* de la maladie varie entre trois et six mois, à moins qu'une hémoptysie foudroyante ou une thrombose cardiaque ne précipitent le dénouement.

Il peut arriver aussi, mais à titre exceptionnel, que l'affection passe à la chronicité; mais, en raison de la diffusion et de la profondeur des lésions pulmonaires, toute chance de guérison n'en est pas moins perdue ; ce n'est qu'un sursis qui n'atténue pas sensiblement la note fatale du pronostic.

Le diagnostic de la phtisie rapide est généralement facile. Si dans les tout premiers jours on peut méconnaître la gravité de la situation et se croire en présence d'une grippe ou d'une bronchite *a frigore*, les phénomènes stéthoscopiques joints à l'amaigrissement précoce et aux signes d'hecticité ne tardent pas à dissiper ces illusions; mais alors le diagnostic hésite quelquefois entre la tuberculose aiguë à forme pneumonique et la phtisie rapide. Cependant dans l'une les phénomènes généraux initiaux sont plus intenses et les lésions locales mieux circonscrites et plus massives, tandis que dans l'autre le début est moins brusque et les symptômes réactionnels se montrent proportionnés aux altérations pulmonaires disséminées où l'oreille suit les progrès de l'évolution caséeuse et ulcérative.

Enfin des poussées congestives survenant au cours d'une tuberculose chronique peuvent simuler une phtisie rapide dont, du reste, elles préparent parfois l'éclosion ; bien que dans ce cas les symptômes consomptifs soient moins accusés, l'hésitation est permise jusqu'au jour où apparaissent les signes de ramollissement qui ne laissent plus de doutes sur la nature du processus.

CHAPITRE III

FRÉQUENCE ET FORMES DE LA TUBERCULOSE AIGUË SUIVANT LES AGES.

Comme, dans notre exposé clinique de la tuberculose aiguë, nous avons eu surtout en vue la période moyenne de la vie, il faut pour le compléter que nous recherchions si l'âge influe, et dans quel sens il influe sur la fréquence et l'expression symptomatique de cette maladie.

Première enfance. — Dans la première enfance, l'infection bacillaire présente toujours des allures rapides : on peut donc utiliser, pour se rendre compte de la fréquence de la tuberculose aiguë, les statistiques relatives à la tuberculose en général à cette période de la vie.

Jusque dans ces derniers temps la plupart des médecins la considéraient comme relativement rare : témoin, par exemple, la statistique d'Hervieux qui sur 996 enfants ne trouve que 18 cas de tuberculose au-dessous de deux ans, et 10 au-dessous d'un an. Les faits que l'un de nous a recueillis au cours de son clinicat à l'hospice des Enfants-Assistés plaident dans le même sens.

Cependant Landouzy et ses élèves Queyrat et Aviragnet ont soutenu l'opinion contraire et se sont attachés à démontrer que la tuberculose prélève un fort tribut sur les jeunes enfants : ils évaluent la mortalité de ce chef à un quart environ de la mortalité totale. Boltz à Kiel est arrivé à des résultats similaires.

En tout cas les statistiques étendues de Frœbelius et de Schwer prouvent que la tuberculose est exceptionnelle dans les trois ou quatre premiers mois. Qu'elle augmente ensuite singulièrement de fréquence, surtout dans la seconde année, il faut aujourd'hui l'admettre, sans cependant aller aussi loin que Landouzy; d'ailleurs l'interprétation qu'il a donnée des divergences des cliniciens sur cette question de fait est sujette à caution. Si les auteurs concluent en général à la rareté relative des processus tuberculeux dans le premier âge, cela tient, d'après lui, à ce que souvent dans la broncho-pneumonie l'examen bactériologique seul, en révélant l'existence des bacilles de Koch, décèle la véritable nature de lésions qu'on pourrait croire étrangères à la tuberculose, à s'en rapporter uniquement aux données histologiques. Landouzy va même jusqu'à dire que « toute broncho-pneumonie qui n'a pas fait sa preuve (corps étranger des voies aériennes, rougeole, diphtérie, coqueluche) est monnaie de tuberculose ». Il y a, ce semble, dans cette assertion une exagération manifeste; car toutes les recherches bactériologiques les plus récentes, celles notamment de Queissner, Finkler, Mosny, Netter, démontrent que dans la grande majorité des cas la broncho-pneumonie des jeunes enfants est due à d'autres organismes que le bacille de Koch, pneumocoque, bacille de Friedländer, streptocoque pyogène, staphylocoques de la suppuration.

Quoi qu'il en soit de cette question, les lésions sont habituellement diffuses: granulations disséminées dans toute l'économie, noyaux broncho-pneumoniques multiples dans les poumons. Aussi la tuberculose aiguë se présente-t-elle sous deux types répondant à la forme granulique proprement dite et à la forme broncho-pneumonique de la granulie.

Dans la première, ce sont habituellement les altérations méningées qui commandent l'évolution morbide ; cependant il est des cas où la détermination principale de la maladie se fait du côté des voies respiratoires. Un état général grave, analogue à celui de l'athrepsie, une fièvre intense, des sibilances disséminées dans les poumons, tels sont les traits essentiels de la maladie : ils sont peu probants, et l'on conçoit que notre maître Parrot ait pu dire (communication orale à M. Mairet) qu'à cet âge le diagnostic de la granulie est impossible ou ne se pose que par une sorte d'intuition médicale plutôt que d'après tel ou tel signe.

Quant à la forme broncho-pneumonique, elle se caractérise surtout, au point de vue anatomique par la multiplicité et l'évolution rapide des lésions, au point de vue clinique par des symptômes analogues à ceux de toute broncho-pneumonie. La gravité des manifestations générales ou l'apparition de phénomènes méningés peuvent seules faire soupçonner l'infection tuberculeuse. Cependant il faut ici, comme d'ailleurs dans la granulie proprement dite, signaler la fréquence de la mégalosplénie ou des adénopathies multiples qui ont une réelle valeur diagnostique.

Seconde enfance. — Les documents nous manquent en ce qui concerne la fréquence de la tuberculose aiguë dans la seconde enfance ; car nous ne pouvons ici utiliser les statistiques relatives à la tuberculose en général. Si, en effet, jusqu'à cinq ou six ans l'infection tuberculeuse a toujours une marche rapide, chez les enfants plus âgés la forme chronique commence à apparaître, pour devenir d'observation de plus en plus commune à mesure qu'on se rapproche de l'adolescence, sans cependant jamais présenter une fréquence égale à celle des formes aiguës.

Cette prédominance des formes rapides s'explique aisément ; d'une part, en effet, toutes les affections présentent à cette période de la vie une grande acuité, et, de l'autre, le terrain est souvent préparé à l'invasion bacillaire par diverses infections, particulièrement répandues à cet âge, telles que les fièvres éruptives ou la coqueluche. C'est dire aussi que la tuberculose sévit surtout dans les milieux hospitaliers où la contagion règne en maîtresse. Quelle différence à ce point de vue entre les conséquences de la rougeole et de la coqueluche, envisagées dans la pratique civile ou nosocomiale !

La tuberculose aiguë se présente chez les enfants sous trois formes : granulie typhoïde, granulie catarrhale, enfin surtout phtisie aiguë massive à foyers broncho-pneumoniques diffus. La pneumonie caséeuse est absolument exceptionnelle. Comme dans la première enfance, les poussées granuliques affectionnent bien plus les méninges que l'appareil respiratoire, pour réaliser le syndrome de la méningite tuberculeuse, tandis que la granulie à localisation pulmonaire est relativement rare. C'est ainsi que sur vingt-huit cas de tuberculose aiguë, Heubner n'en a trouvé que quatre où les méninges fussent indemnes et Reinhold deux sur treize.

D'après Cadet de Gassicourt la granulie typhoïde proprement dite se présente dans l'enfance avec les mêmes caractères que chez l'adulte.

Plus fréquentes à coup sûr que la granulie pulmonaire

sont les formes à lésions broncho-pneumoniques. Tantôt, lorsque coexiste une éruption granulique, l'infection générale est assez rapide pour que la mort survienne avant que l'altération tuberculeuse soit arrivée à la phase d'ulcération. Tantôt, et c'est le cas le plus habituel, l'évolution est moins brutale; la lésion parcourt tout son cycle et aboutit à la formation de cavernes disséminées dans le parenchyme pulmonaire. Dans le premier cas, la durée de la maladie n'est que de cinq à six semaines; dans le second, elle atteint plusieurs mois, trois à cinq en général.

Quant au diagnostic des formes broncho-pneumoniques il présente, comme nous l'avons déjà vu, de grandes difficultés. Rien ne les différencie au point de vue stéthoscopique de la broncho-pneumonie simple ; cependant l'affection tuberculeuse offre souvent un caractère spécial, celui de procéder par poussées successives séparées par des périodes plus ou moins prolongées d'accalmie ; en outre l'atteinte de l'état général y est d'habitude plus accusée que dans la broncho-pneumonie vulgaire.

Age adulte. — Ce serait ici le lieu de déterminer la fréquence relative des diverses formes de tuberculose aiguë à la période moyenne de la vie. Malheureusement, les éléments d'une semblable enquête nous font totalement défaut ; car la plupart des auteurs sont muets à cet égard, et les rares statistiques éparses dans la littérature scientifique fournissent des indications absolument contradictoires. Il ne pouvait d'ailleurs en être autrement, étant donné que certains auteurs étudient la tuberculose aiguë *in globo*, sans tenir compte de ses modalités cependant si disparates, et que les autres, adoptant des classifications dissemblables, arrivent à des résultats qui ne sont pas comparables. Prenons comme exemple les statistiques de Reinhold et de Laveran. Le premier sur 48 autopsies d'individus âgés de quinze à cinquante ans, recueillies à la clinique de Fribourg de 1876 à 1889, relève trente-huit faits de tuberculose aiguë à forme méningée, six de tuberculose aiguë typhoïde, et quatre de tuberculose bronchitique; le second sur vingt-deux observations de granulie, a rencontré neuf fois la forme catarrhale, quatre fois la forme typhoïde, six fois la forme asphyxique, et trois fois la forme latente.

La seule donnée qui semble se dégager de la comparaison des documents de ce genre, c'est que les modalités de tuberculose aiguë à lésions broncho-pulmonaires et notamment la forme catarrhale sont beaucoup plus communes que la forme typhoïde, abstraction faite des cas où domine la note méningée. Celle-ci d'ailleurs s'efface de plus en plus à mesure que l'on avance en âge; elle est encore prépondérante dans l'adolescence pour passer au second plan à partir de vingt-cinq ou trente ans.

Vieillesse. — Si la torpidité est le caractère essentiel de la phtisie chez le vieillard, il ne faudrait pas croire cependant qu'il en soit toujours ainsi. Waller, dans son célèbre mémoire, cite un cas de tuberculose miliaire chez un homme de 77 ans; plus récemment, Moureton a signalé à un âge avancé, jusqu'à 86 ans, des tuberculoses aiguës pouvant entraîner la mort en quinze à vingt jours; enfin, Reinhold sur soixante-seize autopsies d'individus de tout âge atteints de tuberculose aiguë en a relevé treize au-dessus de cinquante ans, dont deux à forme méningée, quatre à forme typhoïde, sept à forme bronchitique. Ce seraient donc les modalités pulmonaires, comme du reste on pourrait l'admettre *a priori*, qui auraient la plus grande fréquence à cette période de la vie.

Dans le même ordre d'idées rentrent les faits d'Hager et de Leichtenstern que nous avons déjà signalés. Ces auteurs, à propos des variétés subfébriles ou apyrétiques de la tuberculose aiguë, ont décrit chez les vieillards, aussi bien d'ailleurs que chez les individus cachectiques, les prisonniers, par exemple, une expression symptomatique toute spéciale de la maladie. Elle se caractériserait par une bronchite diffuse, avec dyspnée, cyanose, albuminurie, hydropisie générale, un marasme profond sans fièvre vive, en un mot par des phénomènes rappelant la période ultime des affections cardiaques dégénératives et ne permettant pas de songer à une granulie dont on trouve les lésions à l'autopsie.

Enfin Durand-Fardel et Moureton ont observé chez le vieillard des formes rapides ulcéreuses, des phtisies galopantes ; mais il s'agissait dans ces cas d'individus arrivés au dernier degré de la misère physiologique.

DEUXIÈME PARTIE

ÉTUDE ANATOMO-PATHOLOGIQUE DE LA PHTISIE PULMONAIRE AIGUË.

En abordant l'étude anatomo-pathologique de la tuberculose aiguë, une question préjudicielle se pose : cette maladie possède-t-elle une anatomie pathologique qui lui soit propre? Il n'en est rien : ce qui la caractérise, ce ne sont pas ses lésions, mais la rapidité de son évolution, commandée par diverses conditions pathogéniques, où domine la note infectieuse à tendance généralisatrice. Cependant la lésion tuberculeuse a ici une physionomie toute particulière, soit que, réduite à sa plus simple expression, comme dans la granulie, elle s'observe dans toute sa pureté, dégagée pour ainsi dire de toute altération accidentelle, soit qu'au contraire, comme dans la pneumonie caséeuse, elle ne présente pas au premier abord un air de famille qui décèle son origine bacillaire. Dans l'un et l'autre cas les altérations pulmonaires offrent un aspect uniforme dans un même poumon; car elles sont toutes sensiblement du même âge et ce n'est pas un des caractères différentiels les moins curieux à signaler entre les formes aiguës de l'infection tuberculeuse et les formes chroniques, dans lesquelles, au contraire, on trouve simultanément toute la série des altérations si diverses que le bacille de Koch est capable de créer, et cela à différents stades de leur évolution.

C'est à ce point de vue que nous devons nous placer, sans nous attarder à retracer l'histoire anatomo-pathologique de la phtisie pulmonaire en général, sans évoquer le souvenir des controverses auxquelles celle-ci a donné lieu, controverses qui ont d'ailleurs perdu beaucoup de leur intérêt depuis que la découverte du bacille de Koch a tranché le débat entre unicistes et dualistes. De ce jour l'histologie a été reléguée au second plan, et l'on a demandé à la bactériologie de fournir la preuve des lésions tuberculeuses. Aussi la plupart des travaux parus dans ces dernières années ont-ils eu pour but l'étude non des lésions tuberculeuses arrivées à leur période d'état, mais de la formation du tubercule; c'est l'histogénèse surtout qui a passionné les chercheurs et qui donne encore lieu à des controverses.

Grâce à l'expérimentation, on a pu suivre, pour ainsi dire jour par jour, l'évolution des lésions causées par la pénétration du bacille de Koch dans les tissus et l'on a pu s'assurer que les cellules ne réagissaient pas toujours de la même manière sous l'influence du microbe, qu'il agisse soit par simple action de présence, soit par ses produits de sécrétion. La lésion réactionnelle la plus commune est la granulation tuberculeuse, qui n'a rien perdu de sa valeur; mais le bacille de Koch occasionne parfois aussi des altérations qui n'affectent pas la forme de granulation; l'histoire anatomique fort complexe de la pneumonie caséeuse a surtout bénéficié de la connaissance de ces dernières.

Si la conception de la tuberculose s'est singulièrement simplifiée par le triomphe de la doctrine uniciste, nous n'en sommes pas moins forcés d'introduire des divisions dans cette étude anatomique. Ici nous retrouvons, avec des dénominations différentes, les deux grandes variétés de tuberculose si bien décrites par Laennec : la granulation et l'infiltration. C'est, en effet, la distribution des lésions, tantôt diffuses et généralisées, tantôt confluentes et massives, qui détermine les modalités anatomiques. L'étude de ces altérations est rendue aujourd'hui d'autant plus facile et plus intéressante que l'expérimentation arrive à les réaliser dans toute leur pureté; la possibilité de sacrifier des animaux en expérience à intervalles aussi rapprochés qu'on le voudra permet d'en suivre l'évolution dans ses moindres détails. Or, et c'est un point que nous aurons l'occasion de développer au chapitre de la pathogénie, les deux formes principales de la phtisie aiguë sont susceptibles d'être reproduites par l'expérimentation; en injectant le virus tuberculeux dans le système circulatoire, on provoque une granulie plus ou moins généralisée; en faisant pénétrer le bacille par les voies respiratoires, on obtient les formes massives.

Nous diviserons notre étude anatomique en trois parties, pour passer successivement en revue les altérations de la tuberculose miliaire aiguë, celles de la tuberculose aiguë à lésions massives, enfin celles de la phtisie aiguë pleurale.

CHAPITRE I

TUBERCULOSE MILIAIRE AIGUË

La tuberculose miliaire aiguë, nous l'avons vu, se présente sous des aspects cliniques multiples, à tel point que, même en simplifiant les classifications généralement adoptées, nous avons encore cru devoir conserver quatre formes. Dans les premières, c'est la note infectieuse qui domine ; l'état général prime l'état local, et cependant l'autopsie montre qu'il existe déjà dans ces cas une véritable granulie. Certains auteurs toutefois ont prétendu que l'infection bacillaire, dans ses modalités les plus aiguës, peut amener la mort par septicémie, avant la constitution des nodules tuberculeux typiques ; étant donnée l'absence de documents précis, nous ne pourrons consacrer que quelques lignes à l'étude de cette variété.

Dans les autres formes, la lésion locale s'accuse de plus en plus nettement par des troubles fonctionnels et par des symptômes objectifs ; il s'y joint d'ordinaire des lésions réactionnelles et surtout des raptus congestifs, qui ont pour le clinicien une grande valeur séméiologique, mais qui intéressent moins l'anatomo-pathologiste, car ce sont tantôt des altérations fugaces qu'on ne retrouve pas à l'autopsie, tantôt des altérations banales. Nous pouvons en faire, en quelque sorte, abstraction et réduire l'étude anatomique de la tuberculose miliaire aiguë à sa lésion propre et caractéristique : la granulation miliaire.

Toutefois, avant d'entrer dans le cœur de notre sujet,

nous devons dire ici quelques mots d'une forme d'infection tuberculeuse aiguë, peu connue au point de vue anatomique chez l'homme, mais à laquelle certains auteurs attachent une grande importance clinique; elle a été décrite sous le nom de typho-bacillose par M. Landouzy, de fièvre infectieuse tuberculeuse par M. Jeannel. C'est en raisonnant par analogie, que ces auteurs ont assimilé cette variété de tuberculose au type septicémique de M. Yersin. Voici dans quelles conditions on réalise cette forme par la voie expérimentale; lorsqu'on injecte une grande quantité d'une culture virulente de tuberculose dans les veines d'un animal, il succombe parfois assez tôt pour qu'aucun tubercule n'ait eu le temps de se former. Le bacille existe dans le sang et dans les organes, on peut l'y déceler par le microscope ou y démontrer sa présence par des inoculations. La rate est tuméfiée, diffluente comme dans nombre d'infections, précisément parce que le microbe pathogène s'y accumule; le foie est également altéré. Mais nulle part, dans aucun organe, on ne retrouve de granulations; la mort survient par infection, par bacillémie, avant que le bacille ait pu déterminer dans l'organisme les lésions caractéristiques. Cette forme septicémique existe-t-elle aussi chez l'homme? Au point de vue anatomique, les données précises sont encore beaucoup trop rares pour qu'il soit permis de se prononcer à cet égard. Néanmoins il s'agit d'une question intéressante à l'ordre du jour; nous devions donc signaler ces faits sans y insister davantage.

La forme classique de l'infection bacillaire aiguë se traduit en général par l'éruption d'une quantité considérable de granulations miliaires dans l'économie : d'où le nom de *granulie*. La tuberculose aiguë du poumon n'est alors qu'un des éléments de la tuberculose miliaire aiguë généralisée. Toutefois, c'est dans le poumon que les granulations prédominent, sans doute parce que le bacille y trouve un milieu qui convient tout particulièrement à son développement; c'est souvent aussi par le poumon, c'est-à-dire, par l'asphyxie consécutive à la suppression de la majeure partie du champ de l'hématose, que les malades succombent. Nous nous bornerons dans cette étude à la tuberculose miliaire limitée aux poumons, telle qu'elle a été décrite sous les noms de *phtisie pulmonaire granuleuse généralisée* (Cornil), de *phtisie granuleuse aiguë* (Grancher et Hutinel).

Description macroscopique. — Lorsqu'on ouvre la cage thoracique d'un individu qui vient de succomber à cette forme de tuberculose, on trouve les deux poumons tendus, gonflés, n'ayant aucune tendance à s'affaisser, comparables à ce point de vue aux poumons emphysémateux; c'est, qu'en effet, l'emphysème contribue dans une grande mesure à amener cet état de turgescence; ils paraissent même augmentés de volume et tendent à faire saillie hors de la cavité thoracique.

Leur couleur est variable; ils sont rosés ou d'aspect pâle lorsque la lésion granulique existe seule; et de fait il y a une véritable anémie par obstruction des capillaires; ils deviennent rouges, quelquefois même violacés, si à la granulation s'ajoute, comme cela se voit souvent, une congestion plus ou moins intense. Cette altération secondaire a une très grande importance; car elle commande en partie les modalités cliniques de la phtisie aiguë granulique.

La tuberculose miliaire ne s'observe guère sans lésions pleurales : parfois la séreuse présente un semis de granulations qu'on retrouve tant sur le feuillet viscéral que sur le feuillet pariétal; à côté de ces altérations néoplasiques, il existe constamment des lésions inflammatoires, se traduisant par un dépoli de la plèvre, par la présence de fausses membranes minces et ténues, parfois par un épanchement liquide d'abondance variable, séreux ou séro-fibrineux. La marche du processus est assez rapide pour que des adhérences solides n'aient pas le temps de se produire; il faut toutefois ne pas oublier qu'on peut rencontrer d'anciennes adhérences pleurales, conséquence d'une lésion pulmonaire antérieure.

Lorsqu'on a extrait les poumons de la cage thoracique, on constate qu'ils sont augmentés de poids et plus denses qu'à l'état normal.

Par la palpation on reconnaît que l'organe a perdu sa souplesse; dans certaines régions on retrouve la sensation de duvet caractéristique de l'emphysème, mais, d'une façon générale, le poumon est devenu plus résistant. En saisissant une portion de poumon entre les doigts, en l'écrasant quelque peu, on a parfois la sensation bien nette de grains durs, de sorte qu'on a comparé le poumon à un sac rempli de sable fin; ces grains correspondent précisément à l'altération pulmonaire; nous les examinerons de plus près en étudiant la coupe de l'organe.

L'aspect du poumon est variable suivant les régions que l'on inspecte; tantôt il y a congestion pulmonaire, parfois très intense; tantôt il existe des lobules emphysémateux dans les régions où il est usuel de rencontrer cette altération. Mais ce sont des lésions contingentes, accessoires, sur lesquelles il n'y a pas lieu d'insister.

Un caractère beaucoup plus important, c'est que le

poumon ainsi altéré est perméable à l'air; on peut l'insuffler; cependant, ainsi que l'a fait remarquer Ziegler, il contient moins d'air qu'à l'état physiologique.

Enfin il est fréquent de trouver dans un poumon atteint de granulie un ancien foyer de tuberculose chronique, véritable épine qui, le plus souvent, est le point de départ de la généralisation tuberculeuse. De plus, il est presque constant d'observer de l'adénopathie trachéo-bronchique; dans les trois quarts des cas au moins, il existe des altérations tuberculeuses des ganglions bronchiques, et nombre d'auteurs ont insisté sur la précocité de cette lésion dans la phtisie aiguë.

Quand on pratique une coupe du poumon, on voit le parenchyme pulmonaire farci de *granulations miliaires*. Cette lésion répond à la forme jeune du tubercule, déjà admirablement décrite par Laennec. Les granulations se présentent à l'œil nu sous forme de nodules dont les contours paraissent arrondis; le plus souvent ils sont gris, demi-transparents; nous verrons, en étudiant leur évolution, par quels stades ils passent. Leurs dimensions sont très variables; leur diamètre est parfois très faible, ne mesurant pas plus d'un vingtième de millimètre; il ne dépasse presque jamais 1 mill. 1/2 ou 2 millimètres; leur grosseur varie depuis celle d'un grain de millet à celle d'un grain de chènevis; en réalité, la granulation n'atteint généralement pas le volume du grain de millet; elle est, suivant l'expression de Virchow, submiliaire.

Ces granulations peuvent donc être assez ténues pour être à peine visibles à l'œil nu; c'est surtout grâce à un éclairage oblique qu'on voit ces petits grains blanchâtres, légèrement réfringents, trancher sur le fond de la coupe. Elles font toujours sur la surface de cette coupe une saillie légère dont le relief est très appréciable à la palpation, de sorte que le toucher rend quelquefois de plus grands services pour le diagnostic que la vue. La consistance en est ferme, un peu moindre que celle du cartilage. Quoiqu'elles paraissent bien délimitées, elles font en réalité partie du tissu du poumon avec lequel elles affectent des adhérences tellement intimes qu'il est impossible de les énucléer; si l'on tente de les arracher, on enlève forcément des lambeaux du parenchyme ambiant. Leur nombre est extrêmement variable; parfois les granulations sont tellement rapprochées que le tissu pulmonaire disparaît sous la néoplasie; cette éventualité se rencontre surtout dans les parties superficielles du poumon et sur les feuillets de la plèvre. Dans certains cas, elles sont uniformément réparties dans toutes les parties du poumon, sans groupement spécial et sans prédominance bien nette aux sommets. D'autres fois leur aspect varie suivant la région qu'on examine; à côté d'éléments gris et demi-transparents, on en rencontre de plus volumineux, opaques, blanchâtres et même jaunâtres; ces granulations, plus anciennes, siègent de préférence dans les lobes supérieurs du poumon. Cette disposition indique bien que l'éruption granulique ne s'est pas faite en un seul temps; il y a souvent plusieurs poussées et ces poussées paraissent suivre une marche descendante du sommet vers la base du poumon.

Pour étudier avec plus de détail l'aspect de la granulation miliaire, il faut l'examiner à un faible grossissement, à l'aide d'une loupe, par exemple. On constate alors que la granulation ne présente pas une forme nettement arrondie; elle est ovoïde, parfois oblongue; les contours ne sont pas nets; les bords sont irréguliers, déchiquetés. Les granulations les plus jeunes sont grises, demi-transparentes, quelquefois même presque diaphanes et incolores; plus âgées, elles sont jaunâtres et opaques; cette modification est due à une dégénérescence spéciale, dite caséeuse, qui aboutit, ainsi que l'a décrit Laennec, à la formation d'une masse homogène d'un blanc jaunâtre, d'une texture un peu moins ferme et plus humide que celle du cartilage. Les granulations deviennent alors des tubercules jaunes crus; l'opacité et la caséification se montrent d'abord au centre des tubercules; dans la granulie cette modification ne se reconnaît guère à l'œil nu.

Avant de passer à l'étude histologique de cette altération pulmonaire, nous devons rappeler que l'on a décrit cette forme de la phtisie aiguë sous le nom de forme hématogène. En exposant la pathogénie, nous ferons valoir les arguments qui plaident en faveur de cette conception.

Déjà bien avant la connaissance du bacille de Koch, l'histologie avait fourni un appoint sérieux à cette manière de voir; car, de par la distribution ou, si l'on veut, la topographie des lésions, Arnold avait conclu dans ce sens. En effet, c'est le long des vaisseaux, soit dans leur intérieur, soit dans leur paroi, soit dans le tissu conjonctif qui les accompagne en leur servant de soutien que les granulations se développent. M. Cornil depuis longtemps a établi ce fait pour les méninges; il a montré que les premiers tubercules siègent dans les vaisseaux. Or, dans les poumons, c'est précisément dans les espaces lymphatiques, dans le tissu conjonctif interlobulaire, interinfundibulaire, interalvéolaire et surtout dans la paroi alvéolaire que se trouve la localisation primitive des granulations miliaires; de sorte que, suivant nous (et c'est une notion capitale pour la compréhension de cette affection), la granulie pulmonaire est une tuberculisation primitivement interstitielle. Si les bronches, si l'épithélium pulmonaire sont atteints, ils ne participent qu'indirectement, que secondairement à la lésion, lorsque la maladie a déjà subi une certaine évolution. Qu'on se rappelle l'importance de la nappe sanguine du poumon, et l'on comprendra aisément à quels désordres fonctionnels doivent donner lieu ces innombrables granulations, qui peuvent envahir une étendue considérable de cet organe et supprimer ainsi une grande partie du champ de l'hématose.

Nous ne nous attarderons pas à une étude histologique détaillée de la lésion; car la granulation miliaire qui caractérise la granulie n'a rien qui lui soit spécial dans la phtisie aiguë, si ce n'est qu'ici on l'observe dans toute sa pureté. Il s'agit, comme dans tout tubercule miliaire, d'une petite lésion en foyer, constituée d'abord par un amas de cellules embryonnaires, situées dans un tissu fibrillaire, finement strié ou réticulé. Telle est dans toute sa simplicité la constitution de la granulation élémentaire. L'évolution de la lésion se poursuit par l'apparition de cellules plus volumineuses, à gros noyau, à protoplasma plus abondant, dites cellules épithélioïdes; enfin on rencontre une, parfois deux cellules géantes; la présence de cet élément est cependant loin d'être la règle. La fusion de plusieurs granulations élémentaires donne naissance aux granulations miliaires visibles à l'œil nu. Vues à un faible grossissement, celles-ci affectent une forme irrégulièrement arrondie, parfois allongée et présentent des prolongements qui se fusionnent avec les groupes voisins.

A ce stade de leur développement, il est usuel de rencontrer dans ces granulations tous les éléments qui constituent le tubercule vrai, c'est-dire la cellule géante, les cellules épithélioïdes et les cellules embryonnaires périphériques.

Dans quelques cas les granulations sont tellement confluentes qu'elles tuent par asphyxie aiguë (asphyxie tuberculeuse aiguë). Dans ces conditions, la mort survient avant qu'elles aient subi aucune modification. Lorsque l'évolution de la maladie a été plus lente, comme c'est la règle, elles présentent une série de lésions régressives, dégénératives, qui débutent, conformément à la loi générale, par le centre. Cette dégénérescence se reconnaît parfois à l'œil nu; elle correspond, en effet, à un changement de coloration des granulations, qui de blanc-grisâtres, légèrement transparentes, deviennent blanc-jaunes, puis jaunes et opaques. Elle se présente à nous sous deux formes, qui se succèdent; elle offre d'abord les caractères de la dégénerescence vitreuse, puis ceux de la dégénérescence caséeuse. Toutes ces altérations ont été minutieusement décrites par M. Grancher; elles débutent en frappant les cellules épithélioïdes et géantes; les noyaux, moins nets, fixent mal les matières colorantes usuelles qui ont une action élective sur les noyaux; en même temps le protoplasma subit certaines modifications; il devient homogène, clair, vitreux, transparent et présente une réfringence spéciale. Les cellules ainsi altérées se soudent et se fusionnent, formant une masse transparente avec des craquelures qui lui donnent l'aspect d'une mosaïque irrégulière. Les noyaux ne disparaissent qu'après les altérations du corps cellulaire; aussi bien les reconnaît-on parfois encore sur des préparations colorées au picro-carmin sous forme de points rouges et disséminés. Cette dégénérescence n'est pas sans ressemblance avec les dégénérescences hyaline, colloïde et amyloïde; mais il ne s'agit que d'analogies vagues; les réactions colorantes permettent, en effet, de les en différencier. A un stade encore plus avancé cette masse transparente peut elle-même devenir opaque; elle subit alors la transformation caséeuse qui commence toujours par le centre. La lésion se présente au microscope sous la forme d'une masse jaunâtre, plus ou moins grenue, souvent uniforme, dans laquelle il est impossible de distinguer aucun élément cellulaire différencié. Les parties caséeuses se colorent mal par les réactifs usuels; elles prennent une teinte jaunâtre par le picro-carmin; quant aux noyaux, ils se tuméfient, puis présentent un état trouble, subissent une sorte de régression granulo-graisseuse et meurent. La couronne périphérique de cellules embryonnaires n'est pas atteinte par la dégénérescence.

Il va de soi que ces tubercules renferment des bacilles; ceux-ci existent soit dans le nodule tuberculeux, soit dans le tissu conjonctif péri-vasculaire, soit dans la paroi vasculaire; il est toujours facile de les mettre en évidence par des procédés de coloration spéciale.

La granulation miliaire est donc un nodule exclusivement constitué d'éléments cellulaires; elle est dépourvue de vaisseaux; on sait que c'est là un des grands caractères du tubercule.

Dans les formes à évolution très rapide, il arrive qu'on n'observe aucune autre lésion que les granulations mêmes. Mais ces cas sont exceptionnels. Le plus souvent le tubercule détermine autour de lui une irritation des éléments voisins; les vaisseaux capillaires péri-nodulaires sont distendus, gorgés de sang, de sorte que la granulation s'entoure d'une zone de congestion qui s'étend plus ou moins loin, pouvant donner naissance à de petites hémorrhagies ou extravasations sanguines; ainsi s'expliquent les foyers ecchymotiques.

Une telle lésion ne va pas sans retentir sur les alvéoles; car, ainsi que nous l'avons dit, la granulation siège surtout dans la paroi alvéolaire; celle-ci est infiltrée de petites cellules, qui sont en rapport de contiguïté avec les cellules embryonnaires de la zone tuberculeuse; les capillaires sont turgides et font saillie dans la cavité alvéolaire. Les alvéoles sont donc déformés, aplatis, rendus parfois méconnaissables par l'hypertrophie des travées; leur cavité irrégulière n'est parfois plus représentée que par une fente linéaire. A ces altérations succèdent des modifications de l'épithélium qui consistent tantôt en de simples lésions inflammatoires d'ordre banal, tantôt en lésions spécifiques. Les cellules épithéliales se gonflent, deviennent granuleuses, prolifèrent, se détachent de la paroi pour tomber dans l'alvéole, qui est en même temps le siège d'un exsudat, dans lequel on reconnaît quelques globules blancs et parfois quelques hématies. Mais le plus souvent, et ce fait serait la règle d'après Arnold, on trouve dans l'alvéole une infiltration cellulaire de même nature que le tissu de granulations. c'est-à-dire des éléments également spécifiques, se montrant sous forme d'un bourgeon naissant de la paroi et faisant saillie dans la cavité. L'épithélium subirait alors des modifications : les cellules épithéliales se transforment en cellules épithélioïdes; les noyaux sont le siège de processus karyokinétiques; aussi observe-t-on parfois dans l'alvéole des cellules polynucléées et même des cellules géantes. Aujourd'hui la nature tuberculeuse de ces altérations alvéolaires semble bien démontrée; car au milieu des cellules endothéliales proliférées on a pu mettre en évidence le bacille de Koch. Ces altérations toutefois sont secondaires, consécutives; c'est la granulation interstitielle qui commande la lésion.

La néoplasie tuberculeuse, telle que nous l'avons décrite, correspond presque toujours à un groupe de plusieurs alvéoles comblés d'éléments cellulaires; elle se présente alors comme une petite masse informe, dans laquelle on reconnaît encore les limites des alvéoles grâce à la présence des fibres élastiques, qu'on arrive à mettre en évidence par la potasse; ces fibres élastiques, on le sait, résistent longtemps aux processus dégénératifs.

A côté des modifications épithéliales que nous venons de signaler, il faut encore mentionner une altération plus rare de l'épithélium, qui devient cubique en reprenant la forme de l'état fœtal; ce fait bien décrit dans la phtisie chronique s'observe plus rarement dans la phtisie aiguë; il est la conséquence d'une compression du conduit alvéolaire.

Un processus parenchymateux si accusé ne va pas sans entraîner des modifications de structure dans les bronchioles terminales, dont la lumière est encombrée de cellules desquamées; la muqueuse épaissie circulairement devient le siège d'une infiltration cellulaire; l'épithélium s'altère, se desquame et tombe dans la cavité de la bronchiole; la paroi bronchique elle-même est le siège de granulations tuberculeuses; de par la disposition même de ces lésions, il se forme quelquefois de véritables nodules péribronchiques.

Les bronches de plus fort calibre peuvent aussi être intéressées ; l'épithélium prolifère et tombe ; la muqueuse est rouge, épaissie, infiltrée de cellules embryonnaires, présentant, en un mot, des altérations catarrhales; mais on y rencontre également des granulations, qui ont leur siège dans la couche cellulo-fibreuse et qui parfois viennent faire saillie sous la muqueuse, simulant de petites végétations polypiformes.

Les lésions vasculaires se présentent sous des aspects multiples. La granulation siège dans l'épaisseur même de la paroi vasculaire, sous forme d'un petit nodule ou d'un amas uniquement constitué par des cellules embryonnaires : d'autres fois elle est simplement adjacente à une artériole dont la tunique adventice subit un épaississement par prolifération de ces éléments; elle est alors en rapport avec la gaine lymphatique du vaisseau; elle peut enfin occuper la tunique interne ; il se fait une accumulation d'éléments embryonnaires sous l'endothélium, dont les cellules prolifèrent et tombent, de sorte que la masse néoplasique se trouve en contact direct avec le courant sanguin; d'où la possibilité de thrombus. Au niveau même du granulome, ainsi qu'on le sait depuis longtemps, la néoplasie tuberculeuse amène l'oblitération vasculaire.

Quant aux autres lésions qu'on rencontre dans le poumon, elles n'interviennent qu'à titre de pur accident; elles sont banales au point de vue de l'anatomie pathologique; aussi, malgré leur valeur séméiologique, ne ferons-nous que les signaler. On observe un emphysème plus ou moins généralisé, souvent très prononcé, une congestion pulmonaire, d'intensité variable, occupant une plus ou moins grande étendue du poumon, parfois une pneumonie catarrhale diffuse ; dans certains cas, la lésion bronchitique devient prédominante. C'est à ces lésions associées que sont dues les diverses formes cliniques de la phtisie miliaire aiguë.

Que la granulie soit primitive, qu'elle soit consécutive à un foyer tuberculeux ancien, la topographie des lésions reste la même ; c'est, en effet, ainsi que nous nous proposons de le montrer, par le système circulatoire sanguin ou lymphatique, que la tuberculose miliaire se propage et se généralise.

On conçoit aisément qu'un processus si grave ne peut manquer de retentir sur tout l'organisme ; nous ne pouvons toutefois qu'indiquer ici les altérations relevées dans les autres viscères, altérations qui sont tantôt le résultat de l'infection bacillaire elle-même, tantôt la conséquence des troubles circulatoires liés à l'asphyxie. Dans certains cas, la tuberculose miliaire est généralisée ; c'est dire qu'on peut trouver des granulations dans les différents organes au même titre que dans le poumon : la rate, les reins, le foie, les séreuses surtout, plèvre, péricarde, péritoine, méninges sont fréquemment le siège de ces éruptions miliaires.

Mais à côté des lésions tuberculeuses proprement dites, on constate surtout des altérations de la rate et du foie. Comme dans les maladies infectieuses, la rate est augmentée de volume, souvent ramollie et diffluente. Le foie présente des lésions variables : aspect du foie muscade, lorsque le malade succombe avec des phénomènes asphyxiques, altérations de la cirrhose hypertrophique graisseuse, ou enfin une nécrose spéciale des cellules hépatiques, récemment (1892) étudiée par M. Pilliet. Rarement on y observe la dégénérescence graisseuse, si commune dans la phtisie chronique. Le cœur se dilate sous l'influence de la gêne circulatoire; dans quelques cas, on a décrit une véritable endocardite tuberculeuse produite par le bacille de Koch. Enfin il est presque de règle de trouver un foyer tuberculeux caséeux quelconque, siégeant soit dans le système osseux, soit dans une articulation, soit dans un ganglion; c'est sur cette coïncidence que Buhl s'est basé pour formuler sa fameuse loi, en vertu de laquelle la granulie ne s'observerait que chez des individus porteurs d'un foyer caséeux, qu'on découvrirait toujours en faisant l'autopsie avec une minutie suffisante.

Il nous reste à parler des altérations du sang, si importantes dans toutes les infections et encore si mal connues. Le liquide sanguin est plus fluide, moins coagulable qu'à l'état normal; il se présente avec les caractères du sang dissous. Un intérêt scientifique beaucoup plus considérable s'attache à l'étude de ses propriétés virulentes sur lesquelles nous reviendrons avec plus de détails au chapitre de la pathogénie. Aujourd'hui, en effet, nous possédons au point de vue anatomique des données assez précises sur la propagation du virus tuberculeux par la voie sanguine ou lymphatique, puisque les lésions tuberculeuses n'y sont pas rares. Après Ponfick qui le premier a signalé la tuberculose du canal thoracique, Mügge, Arnold, Weigert ont publié des faits de tuberculose siégeant dans la paroi interne des veines et en particulier des veines pulmonaires et dans l'endocarde.

Mais c'est surtout depuis la découverte de Koch que ces notions sont devenues beaucoup plus précises. Il était rationnel, en effet, de se demander si le bacille de la tuberculose existe dans le sang et si l'on peut l'y mettre en évidence. Les premiers résultats positifs publiés à ce point de vue appartiennent à Weichselbaum. A propos de la pathogénie, nous aurons l'occasion de revenir sur les résultats obtenus par les expérimentateurs, tels que Meisels[1], Lustig[2], Rütimeyer[3], qui tous ont confirmé les résultats annoncés par Weichselbaum.

Le fait est donc incontestable; dans la tuberculose miliaire aiguë la présence dans le sang du micro-organisme pathogène a été établie dans un certain nombre de cas. Le transport des bacilles par le sang explique bien la localisation primitive des granulations qui occupent d'abord le tissu interstitiel du poumon, les lésions alvéolaires spécifiques ou non étant des altérations secondaires.

Il convient toutefois de faire une réserve à cette manière de voir; car on a rapporté quelques exemples de granulie primitivement alvéolaire chez l'enfant.

1. *Wiener med. Woch.* (1884).
2. *Wiener med. Woch.* (1884).
3. *Centralbl. f. klin. Med.* (1885).

CHAPITRE II

DES TUBERCULOSES AIGUËS A LÉSIONS PULMONAIRES MASSIVES.

A côté de la forme miliaire de la tuberculisation aiguë des poumons, caractérisée anatomiquement par des granulations dont le volume ne dépasse pas celui d'un grain de mil, disséminées dans le parenchyme pulmonaire, il existe d'autres formes de tuberculose aiguë, qui se traduisent surtout par des lésions massives plus ou moins étendues, siégeant ordinairement dans un seul poumon, dont elles envahissent une plus ou moins grande partie. Tuberculose aiguë miliaire et tuberculose aiguë massive ont un aspect et une évolution tellement différents que pendant de longues années on les a décrites comme deux affections absolument distinctes.

Le groupe des tuberculoses massives comprend d'une part les broncho-pneumonies caséeuses, auxquelles correspondent un grand nombre de phtisies dites galopantes et d'autre part l'ancienne pneumonie caséeuse, qui, ainsi que tout le monde l'admet aujourd'hui, relève incontestablement de l'infection tuberculeuse.

La tuberculose aiguë à forme broncho-pneumonique ne doit occuper dans notre description qu'une place restreinte; car son histoire anatomique la rapproche de la phtisie chronique. Toutefois il existe de véritables broncho-pneumonies tuberculeuses aiguës à foyers miliaires disséminés; c'est ainsi que certaines formes de phtisie aiguë, notamment chez les enfants, reconnaissent la broncho-pneumonie comme lésion fondamentale. Nous croyons donc devoir l'étudier succinctement, tout en faisant remarquer que c'est la pneumonie caséeuse qui constitue la modalité anatomique la mieux caractérisée de ce groupe des tuberculoses aiguës massives.

I

Tuberculose aiguë à forme broncho-pneumonique.

Si la tuberculose miliaire peut être considérée comme une tuberculose hématogène, si, ainsi que nous chercherons à l'établir, la pneumonie caséeuse est vraisemblablement avant tout une tuberculose épithéliale, la tuberculose à forme broncho-pneumonique est une tuberculose d'origine bronchique, et comme telle sa description anatomique la rapproche singulièrement de la phtisie vulgaire; rien dans les lésions de cette variété de la phtisie aiguë ne nous paraît spécial, si ce n'est l'évolution plus rapide des altérations. Et de fait, ainsi que nous nous en sommes expliqués dans notre description clinique, la broncho-pneumonie correspond autant aux formes rapides de l'infection tuberculeuse qu'aux formes aiguës proprement dites.

La broncho-pneumonie tuberculeuse aiguë se caractérise par des foyers multiples, souvent disséminés dans les deux poumons. Le siège en est variable; et si chez l'adulte les lésions se localisent de préférence aux sommets, il n'existe pas de siège de prédilection chez l'enfant. Les amas tuberculeux se présentent sous forme de nodules de dimensions variables, blancs ou jaunes, entourés d'une zone de congestion pulmonaire, qui est un élément très important dans l'histoire de cette affection.

La tuberculose broncho-pneumonique revêt les aspects les plus variés. Elle se caractérise parfois par des foyers petits et disséminés, dépassant à peine le volume d'un grain de mil.

Les nodules ont à peu près tous le même âge et les mêmes dimensions; ils sont disposés sous l'aspect de grappes régulièrement appendues aux extrémités bronchiques : c'est la broncho-pneumonie tuberculeuse miliaire généralisée ou disséminée. Cette forme, à laquelle nous avons déjà fait allusion, s'observe surtout chez les enfants; elle présente, au point de vue macroscopique, les plus grandes analogies avec la granulie.

D'autres fois chaque foyer occupe un lobule : c'est la broncho-pneumonie tuberculeuse lobulaire. Enfin de la confluence de ces foyers lobulaires peut résulter un bloc caséeux plus ou moins volumineux; c'est la forme pseudo-lobaire. Ces diverses formes s'associent d'ailleurs fréquemment entre elles.

Dans tous ces cas l'appareil bronchique participe à la lésion : c'est lui qui commande le siège et la topographie des tubercules. On rencontre, en effet, ici le nodule tuberculeux péribronchique, si bien étudié par Rindfleisch et par M. Charcot. D'après M. Aviragnet, on observerait parfois chez l'enfant une broncho-pneumonie tuberculeuse dont l'unique lésion serait l'existence d'un grand nombre de ces nodules péribronchiques au milieu d'un parenchyme qui a conservé sa couleur et sa consistance normales.

L'origine de la lésion est le point précis où la bronchiole terminale s'abouche dans l'acinus; c'est autour de la bronchiole et de son artériole satellite que se forme le tubercule, avec ses zones et son évolution classiques. Ces nodules caséeux ou purulents aboutissent à l'oblitération de la bronchiole, qui entraîne comme conséquence des altérations alvéolaires et lobulaires : atélectasie avec les lésions histologiques de la splénisation; dilatation des capillaires, d'où œdème et exsudat intra-alvéolaire, enfin modifications épithéliales et hépatisation du lobule.

En somme le nodule péribronchique s'entoure d'une zone de pneumonie catarrhale. Celle-ci est-elle sous la dépendance du bacille de Koch? La chose est controversée; cependant la majorité des auteurs n'acceptent pas que cette pneumonie catarrhale puisse subir la caséification, ce qui la distinguerait des lésions analogues de la pneumonie caséeuse, où, ainsi que nous le verrons, amas caséeux et lésions inter-tuberculeuses dégénèrent en masse. Enfin on peut se demander si cette altération ne serait pas la conséquence d'infections mixtes : c'est une question que nous discuterons au chapitre de la pathogénie.

La broncho-pneumonie bacillaire ne présente pas toujours des lésions aussi nettement tuberculeuses. M. Landouzy a montré que certaines broncho-pneumonies de l'enfance dans lesquelles il n'y a pas apparence de tubercules sont pourtant l'œuvre du bacille de Koch. Dans un cas de tuberculose broncho-pneumonique, consécutive à la rougeole, M. Cornil a fait voir que les lésions tuberculeuses pouvaient être à peine reconnaissables à l'œil nu; c'est au sein d'îlots de pneumonie à divers degrés, qu'il a trouvé dans les parties hépatisées de petites masses grises ou jaunâtres, opaques, n'ayant nullement l'apparence de tubercules; les alvéoles étaient remplis de fibrine granuleuse et de débris de cellules; c'est précisément en ces points qu'il a constaté la présence des bacilles.

En somme, la broncho-pneumonie tuberculeuse aiguë se présente sous les aspects les plus divers : parfois c'est l'élément inflammatoire qui domine : sous l'influence du microbe il se fait une congestion pulmonaire, des lésions de pneumonie catarrhale qui ne ressemblent en rien aux lésions tuberculeuses proprement dites; dans d'autres cas, au contraire, les lésions sont très voisines de celles qu'on observe dans la phtisie vulgaire : elles en présentent l'évolution complète jusqu'à l'ulcération. Dans certaines formes même le processus aigu subit un temps d'arrêt dans sa marche ; il y a formation de tissu fibreux ; une véritable pneumonie interstitielle tend alors à circonscrire les lésions.

II

Tuberculose aiguë à forme pneumonique.

C'est la plus importante et la plus anciennement connue des formes massives de l'infection tuberculeuse aiguë. Elle a été décrite sous des noms différents, qu'il nous faut rappeler afin d'éviter toute confusion. Elle correspond, en effet, à l'infiltration tuberculeuse de Laennec, à la pneumonie caséeuse de Reinhardt, à la pneumonie scrofuleuse de Virchow, à la pneumonie desquamative de Buhl, aux tubercules pneumoniques de

M. Grancher, aux nodules tuberculeux péribronchiques agglomérés de M. Charcot, au tubercule massif ou géant de M. Hanot. Considérée comme une forme de la tuberculose par Laennec, regardée comme un état inflammatoire du poumon par l'école allemande, c'est grâce aux recherches de MM. Grancher, Thaon, Charcot, que la nature tuberculeuse de cette affection a été démontrée par l'histologie. Les travaux les plus récents ont cependant fait voir que les choses ne sont pas toujours aussi simples que l'avait cru M. Grancher, et si sa description a grandement contribué à élucider l'anatomie pathologique de la pneumonie caséeuse, on y a ajouté quelques détails de structure, qui s'expliquent très bien par les réactions cellulaires sous l'influence du bacille de Koch. L'étude histologique de la pneumonie caséeuse a d'ailleurs moins d'intérêt depuis que la nature de cette maladie est établie : on s'attache surtout aujourd'hui à mettre en évidence les rapports qui existent entre les altérations du poumon et le bacille pathogène.

Aspect macroscopique. — La tuberculose aiguë massive à forme pneumonique envahit d'ordinaire un seul poumon. La lésion peut occuper une étendue très variable du parenchyme ; parfois elle ne dépasse pas le volume d'une noisette ; d'autres fois elle intéresse un grand nombre de lobules, un lobe tout entier, ou même la majeure partie d'un poumon, comme dans un cas de Chouppe où les cinq sixièmes du poumon étaient envahis par une masse caséeuse.

Elle s'observe plus souvent à droite qu'à gauche et, chez l'adulte du moins, affecte le siège de prédilection des altérations tuberculeuses, le sommet ; chez l'enfant la localisation peut être quelconque. Le poumon est augmenté de volume. Arrivée à sa période d'état, la pneumonie caséeuse se présente sous forme d'un bloc solide induré ; par l'insufflation on reconnaît que le parenchyme pulmonaire a perdu la propriété de se laisser distendre, qu'il est devenu imperméable.

Sur une coupe, au niveau de la lésion, le poumon est condensé, solidifié; un fragment jeté dans un vase rempli d'eau en gagne rapidement le fond. Au premier abord, la coupe rappelle l'aspect de l'hépatisation; mais la consistance du foyer est beaucoup plus ferme que dans la pneumonie fibrineuse, la surface est beaucoup plus sèche et par le râclage on n'obtient pas de suc; d'ailleurs la coupe est lisse et non granuleuse comme dans la pneumonie. Rien dans cette altération ne rappelle la granulation tuberculeuse. L'aspect ressemble à celui du fromage, comparaison très exacte et qui depuis longtemps avait été imaginée par les auteurs. La couleur varie, elle est grise ou jaunâtre; la lésion est d'autant plus grise qu'elle est plus jeune (infiltration grise de Laennec); elle est d'autant plus jaune qu'elle est plus ancienne et que la caséification y est plus prononcée (infiltration jaune de Laennec). Mais la coloration n'est pas uniforme, et les masses caséeuses jaunâtres sont parcourues par des stries colorées tantôt en rouge brun, tantôt en noir, donnant à la coupe une apparence marbrée, ce qui a permis de comparer cette lésion, soit à du mastic, soit à du fromage de Roquefort. La matière caséeuse elle-même est friable, sèche, cassante. Toutefois avant d'arriver au stade de caséification, la pneumonie tuberculeuse se présente avec des caractères macroscopiques particuliers; elle a un aspect colloïde, gélatineux; la coupe en est lisse, homogène, d'un gris perle, transparente et miroitante : cet état correspond à la dégénérescence vitreuse de M. Grancher, altération qui précède la transformation caséeuse.

A ce stade on voit déjà de petits foyers blanchâtres s'écrasant sous le doigt qui sont formés d'une matière de consistance molle, se détacher sur le fond rosé et gélatineux. Tantôt le tissu interposé entre ces petites masses paraît à peine altéré, tantôt il est le siège d'une congestion plus ou moins intense, parfois d'une broncho-pneumonie catarrhale. Toute la zone ainsi altérée subit la caséification et prend un aspect uniforme.

Quelquefois on observe dans le même poumon un ou plusieurs foyers caséeux analogues, des noyaux broncho-pneumoniques et des granulations tuberculeuses siégeant surtout autour des amas caséeux. De plus il existe souvent une ancienne altération tuberculeuse, parfois même une excavation occupant le sommet; elle est sans doute le point d'origine des bacilles qui, par leur nombre surtout, déterminent des lésions massives.

Le système lymphatique du poumon participe également au processus ; il est presque de règle de rencontrer des lymphangites spécifiques intra-pulmonaires ou sous-pleurales, aboutissant aux ganglions trachéo-bronchiques dont la tuberculisation est à peu près constante. La plèvre ne reste pas indifférente au milieu de ces désordres pulmonaires; elle présente soit des altérations spécifiques, soit des réactions simplement inflammatoires, qui se traduisent par l'existence de fausses membranes, plus rarement par un épanchement.

Il importe de noter que cette forme de tuberculose massive constitue une affection à peu près locale; les lésions tuberculeuses sont souvent cantonnées dans un seul poumon, l'autre pouvant être indemne de tout tubercule; il est presque exceptionnel de rencontrer des altérations spécifiques dans d'autres viscères.

Étude microscopique. — Les lésions histologiques de la pneumonie caséeuse sont loin de présenter le caractère uniforme des altérations de la tuberculose miliaire; elles varient suivant le stade auquel est arrivé le processus morbide. A côté de foyers caséeux, qui ne sont que des tubercules géants, on remarque des altérations alvéolaires intéressant les parois et l'épithélium; il se forme aussi des exsudats alvéolaires parfois très riches en fibrine et contenant des cellules plus ou moins altérées dans les mailles circonscrites par le réseau fibrineux. Jadis on considérait ces deux lésions comme appartenant à des processus différents, l'un tuberculeux, l'autre simplement phlegmasique. Aujourd'hui il paraît établi que toutes deux sont sous la dépendance directe du bacille de Koch. Les études histologiques avaient naguère une importance capitale, car il s'agissait de démontrer par les altérations microscopiques la nature tuberculeuse de la maladie. Actuellement l'intérêt de ces recherches est quelque peu amoindri. Le problème a changé de face et ce qu'il importerait de savoir, c'est pourquoi le même micro-organisme détermine des lésions d'aspect si différent. A ce point de vue le dernier mot n'a pas encore été dit. S'il est probable (et nous réunirons tous les arguments qui plaident en faveur de cette conception) que dans la tuberculose miliaire le bacille arrive par la voie sanguine ou lymphatique, il paraît vraisemblable que c'est par la voie aérienne ou bronchique qu'il envahit le poumon dans les formes broncho-pulmonaires et pneumoniques de la bacillose. Lorsque le bacille s'arrête dans la bronchiole terminale, il y détermine le nodule péribronchique, dont la valeur a été si bien mise en relief par les intéressantes recherches de Rindfleisch et de M. Charcot : la lésion bronchique commande les formes broncho-pulmonaires. Dans les formes pneumoniques, tout porte à croire que le bacille pénètre d'emblée dans l'alvéole, qu'il y détermine une tuberculose alvéolaire, primitivement épithéliale. Cette conception, ce nous semble, rend parfaitement compte des modifications histologiques que nous avons à décrire, qui consistent d'une part en lésions tuberculeuses (tubercules géants), et d'autre part en altérations alvéolaires qui ne revêtent pas la forme de tubercules.

Tubercules massifs. — Rien dans la pneumonie caséeuse ne rappelle l'aspect des lésions tuberculeuses proprement dites; et cependant, lorsqu'on examine une coupe du poumon présentant les lésions de la pneumonie tuberculeuse à un faible grossissement après coloration au picro-carmin, on voit une masse caséeuse plus ou moins étendue, se colorant en jaune par le réactif. Dans cette masse dégénérée il est impossible de distinguer une structure quelconque; on n'y reconnait que la coupe des bronchioles et des artérioles, ainsi que les travées conjonctives qui séparent les divers lobules. A la limite de cette zone caséeuse existe une couronne de cellules embryonnaires, à noyau volumineux se colorant énergiquement; cette simple constatation est de la plus haute importance; car, d'après M. Grancher, cette disposition serait la caractéristique nécessaire et suffisante du tubercule. Si à cela on ajoute qu'il n'est pas rare de constater entre ces deux zones la présence d'un certain nombre de cellules géantes, la ressemblance avec la granulation tuberculeuse devient tellement évidente, qu'on a décrit cette lésion sous le nom de tubercule géant (Charcot), de tubercule massif (Hanot). M. Grancher, à qui nous empruntons cette description du « tubercule pneumonique », ajoute que « la différence ne porte que sur des points secondaires, le volume plus grand, la couleur plus blanche ou plus jaune, le développement et la conglomération plus rapides, la dégénérescence caséeuse plus prompte ».

Mais avant d'arriver à la caséification la lésion se présente sous forme de masses tuberculeuses jeunes, constituées essentiellement par des cellules embryonnaires, disposées en rangées concentriques; autour de ces nodules le tissu pulmonaire offre des modifications de structure analogues à celles qu'on observe dans les processus inflammatoires, sur lesquelles nous reviendrons plus bas. Ces nodules ne tardent pas à subir des transformations : ils prennent d'abord l'aspect d'une masse homogène, translucide, d'apparence vitreuse, rappelant la dégénérescence colloïde, mais n'en présentant pas les réactions; puis ils deviennent caséeux. Il est à peine besoin d'ajouter que cette néoplasie, comme le tubercule en général, est dépourvue de vaisseaux.

Lésions alvéolaires non tuberculeuses. — Depuis longtemps on avait signalé les modifications du tissu pulmonaire interposé aux tubercules massifs; mais on attribuait ces altérations à des phénomènes phlegmasiques auxquels on faisait jouer un rôle capital dans la symptomatologie et dans l'évolution de la pneumonie caséeuse.

En réalité, ainsi qu'on peut s'en rendre compte en lisant les descriptions des divers auteurs, ces lésions sont très disparates. Elles portent sur les divers éléments du parenchyme pulmonaire.

Tout d'abord il y a une altération de l'épithélium pulmonaire, qui prolifère, desquame, tombe dans l'alvéole; celui-ci est ainsi distendu par des cellules dérivées du revêtement épithélial. Ce fait avait été fort bien vu par Buhl, qui a décrit cette lésion sous le nom de pneumonie desquamative. Les cellules intra-alvéolaires présentent des formes diverses; elles sont sphériques, prismatiques, irrégulièrement polyédriques; quelques-unes sont très volumineuses et polynucléées; le protoplasma devient grenu, se charge parfois de granulations graisseuses; d'autrefois, il est brillant, creusé de vacuoles, à contenu séreux; le noyau se trouve alors rejeté à la périphérie; quelques-unes de ces cellules sont gonflées et subissent une sorte de dégénérescence vitreuse; le protoplasma devient clair, homogène, friable, traversé par des craquelures qui donnent à la cellule l'aspect d'une mosaïque irrégulière; dans la cellule ainsi altérée, le noyau finit par disparaître. On observe alors la soudure des cellules dégénérées.

Tandis qu'au voisinage même du foyer caséeux les alvéoles sont remplis d'éléments cellulaires, à la périphérie ils renferment un exsudat fibrineux, parfois très abondant, avec des filaments entrecroisés assez épais et logeant dans les mailles des cellules endothéliales et quelques globules sanguins blancs et rouges. A mesure que le nombre de cellules qui encombrent l'alvéole diminue, le réseau fibrineux devient de plus en plus net; cette altération est parfois prédominante, de sorte que M. Cornil a pu, à juste titre, décrire une véritable alvéolite fibrineuse.

Il existe aussi des modifications des parois alvéolaires qui sont démesurément hypertrophiées. Les capillaires qu'elles renferment sont distendus et font saillie dans l'alvéole plus ou moins déformé; il y a en même temps infiltration de cellules embryonnaires. Mais à un stade très avancé de la lésion il se produit, au contraire, une atrophie des travées alvéolaires, et dans la masse dégénérée on ne reconnaît plus que les fibres élastiques.

L'ensemble de ces lésions périttuberculeuses a été diversement interprété. Pour les uns, il s'agirait d'un processus phlegmasique banal, et partant il ne saurait ici être question de caséification. Pour d'autres, et M. Grancher le premier a fort bien vu ce fait, les cellules intra-alvéolaires pourraient subir la dégénérescence vitreuse. M. Renaut a décrit l'ensemble de ces lésions sous le nom d'*inflammation intercalaire et internodulaire* et leur assigne une origine spécifique, tuberculeuse. C'est à ce processus internodulaire que serait due la véritable infiltration tuberculeuse gélatiniforme de Laennec. D'après M. Renaut, en effet, cette inflammation intercalaire, arrivée à un certain stade, dégénérerait de la même manière que le tubercule massif, de sorte que l'ensemble de la lésion serait confondu dans une caséification uniforme; ainsi serait expliquée l'absence de tout tubercule typique dans la pneumonie tuberculeuse.

Aujourd'hui il est facile de vérifier que toutes ces altérations sont bien produites par le bacille de Koch, qu'on trouve en très grande abondance dans les tuberculoses à forme pneumonique, non seulement dans les foyers caséeux, mais aussi au milieu de l'exsudat sans tubercule apparent.

Thaon, dans une intéressante étude expérimentale, a pu reconstituer l'évolution des lésions massives de la tuberculose sur des cobayes et des lapins soumis à des inhalations de crachats de tuberculeux finement pulvérisés. Il a, de la sorte, constaté que la lésion alvéolaire est prédominante ; les alvéoles sont remplis de cellules multinucléées et renferment des amas de bacilles ; autour de cette pneumonie qu'il appelle acineuse, se voient des lésions de pneumonie catarrhale, également sous la dépendance du bacille de Koch.

Ainsi aujourd'hui il semble bien démontré que la tuberculose pneumonique est surtout une tuberculose alvéolaire et que cette altération alvéolaire reconnaît pour cause unique le microbe de la tuberculose.

Évolution de la pneumonie caséeuse. — Ce qui caractérise anatomiquement et cliniquement la tuberculose pneumonique, c'est la marche rapide, décelée par l'auscultation ; et de fait, en quelques jours, un lobe entier du poumon peut être en voie de caséification. La mort survient parfois assez vite pour qu'on ne constate à l'autopsie qu'une caséification uniforme. Mais, pour peu que la maladie évolue plus lentement, la lésion caséeuse subit une suppuration destructive qui aboutit à la formation de cavernes. Nous n'avons pas à nous étendre ici sur le mécanisme même de cette fonte ; rappelons seulement que les excavations peuvent, elles aussi, se former très rapidement et atteindre des dimensions considérables, que leurs parois sont anfractueuses et irrégulières, qu'elles sont parfois traversées par des travées plus ou moins épaisses, vestige du squelette conjonctif du poumon ; la caverne est limitée par des alvéoles atteints de pneumonie caséeuse. Le mode de formation de ces cavernes a été diversement interprété : pour les uns, l'excavation se ferait comme dans la tuberculose vulgaire, c'est-à-dire débuterait par le centre de la masse caséeuse en voie de ramollissement ; pour d'autres, au contraire, c'est dans le tissu pulmonaire qui entoure le foyer tuberculeux que commence l'inflammation suppurative, qui aboutit à l'élimination de l'îlot caséeux ramolli.

Quoi qu'il en soit, l'excavation est une terminaison possible du processus ; c'est même la terminaison normale quand l'infection générale laisse à la lésion locale le temps d'effectuer son cycle complet.

CHAPITRE III

TUBERCULOSE AIGUË PLEURALE.

La plèvre participe d'une façon à peu près constante aux altérations de la tuberculose aiguë comme nous l'avons montré chemin faisant. Mais, dans un certain nombre de cas, la séreuse pleurale est le siège sinon exclusif, du moins prépondérant de l'infection bacillaire ; on a constaté la présence de granulations pleurales, alors que le parenchyme pulmonaire était à peu près indemne de toute altération tuberculeuse. C'est à ces faits surtout qu'on a donné le nom de phtisie aiguë pleurale ; ils ont été fort bien vus par Empis, qui en a cependant quelque peu exagéré la fréquence.

D'une façon générale, le bacille de Koch a une prédilection marquée pour le système séreux et il n'est pas rare de voir plusieurs séreuses simultanément affectées ; la forme péritonéo-pleurale notamment a droit à une mention spéciale.

Pour ne pas sortir de notre sujet, il existe une variété de tuberculose aiguë limitée à la plèvre qui s'observe soit sous forme sèche, soit sous forme d'épanchement. La première est caractérisée par la présence de fausses membranes molles, friables, ne créant que des adhérences lâches ; elles sont plus ou moins étendues et se voient sur les diverses parties de la séreuse ; elles sont parfois infiltrées de liquide. D'ordinaire on retrouve des granulations tuberculeuses non seulement sur la séreuse, mais aussi dans les pseudo-membranes.

D'autres fois, la tuberculose aiguë se traduit par un épanchement d'abondance souvent considérable, qui peut-être bilatéral; l'épanchement est constitué par un liquide tantôt séreux, tantôt fibrineux, rarement hémorrhagique. L'examen bactériologique du liquide permet rarement d'y mettre en évidence le bacille pathogène, mais l'injection de l'exsudat à des animaux fournit la preuve des propriétés virulentes de ce liquide.

Les deux feuillets de la séreuse présentent, dans ces cas, une éruption de tubercules plus ou moins disséminés, parfois confluents au point de rendre la plèvre méconnaissable. Ces tubercules affectent la forme de granulations miliaires, saillantes, faisant un relief très appréciable au toucher; gris ou jaunâtres, rarement ramollis, ils sont enveloppés d'un cercle de vascularisation parfois assez accusé pour que la base même de la granulation semble entourée d'une ecchymose. La structure du tubercule ne présente rien de spécial; seul son siège anatomique précis est intéressant à connaître, car la granulation siège directement sous l'endothélium de la séreuse. Comme cette affection a une évolution assez rapide, on ne trouve ni fausses membranes épaisses, ni adhérences; la plèvre elle-même ne s'altère que peu; jamais elle n'atteint l'épaisseur qu'elle acquiert dans les processus chroniques.

L'épanchement peut se résorber, l'affection pleurale subit alors un temps d'arrêt ou même régresse à la manière de certaines tuberculoses locales; mais d'ordinaire les lésions pulmonaires continuent à progresser et le malade succombe à une phtisie vulgaire.

TROISIÈME PARTIE

ÉTIOLOGIE — PATHOGÉNIE.

CHAPITRE I

ÉTIOLOGIE.

Nous n'avons pas à étudier ici l'étiologie de la tuberculose en général, mais seulement à rechercher quelles sont les conditions qui déterminent ou favorisent l'évolution aiguë de la maladie. Or, cette enquête est loin d'être facile ; car, ces modalités de l'infection tuberculeuse n'étant point d'observation fréquente, nous ne pouvons invoquer que des statistiques portant sur un nombre restreint de cas. D'autre part, l'étude des causes qui influent sur la virulence des micro-organismes, en ce qui concerne surtout la pathologie humaine, est trop peu avancée encore pour nous fournir d'utiles indications. Or, le nœud de la question est là.

Du jour, en effet, où il a été démontré que la tuberculose reconnaît comme cause efficiente unique la transmission du bacille de Koch d'un organisme malade à un organisme sain, on a dû attribuer la variabilité dans l'évolution morbide, ici lente, là rapide, à la variabilité de deux facteurs : virulence du microbe, résistance de l'économie à l'agent infectieux. La question de graine et la question de terrain, pour employer le langage du jour, se sont ainsi substituées à la conception ancienne, si vague, de l'idiosyncrasie. En d'autres termes, on peut admettre *a priori* que le processus devient aigu dans deux cas distincts : soit que le bacille tuberculeux, envisagé indépendamment du milieu où il pénètre, présente une activité pathogène plus intense que d'habitude, soit que l'organisme, pour tel ou tel motif, se montre moins réfractaire à l'invasion microbienne qu'il ne l'est en général. Or nous ne savons rien des causes qui peuvent exalter la virulence du bacille de Koch ; aussi, quoique nous ne connaissions pas les modifications des humeurs et des tissus qui préparent les voies à l'infection tuberculeuse aiguë, la question de terrain est tout dans l'étiologie de ce processus, telle qu'elle nous apparaît aujourd'hui.

Cependant il semble, à première vue, qu'on doive attribuer à une virulence plus grande du bacille tuberculeux la production de la phtisie aiguë sous *forme épidémique*. Contagieuse autant, sinon plus, que les autres variétés de tuberculose, elle sévit parfois à l'état épidémique, ainsi qu'après Leudet l'ont démontré divers médecins militaires, Colin surtout, ainsi qu'elle s'est manifestée, à la suite de l'importation par les Européens de la maladie dans des pays jusque-là vierges de tuberculose, tels que Taïti. Du reste, ces épidémies sont, en général, peu étendues et peu envahissantes : ce qui prouve que l'organisme humain est dans une certaine mesure réfractaire à l'infection bacillaire et se prête rarement à l'envahissement rapide qui se traduit par les modalités aiguës de la tuberculose. Cinq ou six soldats, par exemple, sont simultanément frappés dans la même garnison. Le plus souvent, il s'agit d'individus vigoureux, indemnes, en apparence du moins, de toute tare tuberculeuse, de jeunes recrues récemment arrivées au corps. Doit-on dans ces cas imputer à une activité plus grande du bacille l'apparition de la maladie dans les organismes qui lui avaient été jusqu'alors réfractaires? Mais, à regarder les choses de plus près, on voit qu'ici encore c'est dans l'économie qu'il faut chercher le pourquoi de l'évolution aiguë. Comme le dit fort bien Colin, les recrues, dès leur arrivée au corps, sont frappées, « comme si la graine, sans cesse apportée, n'avait qu'à tomber sur un terrain d'autant plus fertile qu'il est plus jeune et plus excellemment préparé par la misère physiologique, vers laquelle les ont acheminées la nostalgie, la nourriture insuffisante, la séquestration, les fatigues ».

A cette question de la contagiosité de la tuberculose aiguë s'en rattache une autre bien plus délicate, celle de *l'hérédité*. Elle se pose en termes différents, suivant qu'il s'agit de la première enfance ou des autres périodes de la vie.

Dans ce dernier cas, l'influence héréditaire ne semble pas jouer dans la tuberculose aiguë un rôle plus considérable que dans les autres formes de la maladie, et même un grand nombre de médecins, Colin notamment, ont signalé ce fait que les antécédents tuberculeux de ce genre manquent le plus souvent. C'est ainsi que Munro, dans une statistique récente (1889), basée sur 24 cas, a noté 3 fois seulement l'hérédité tuberculeuse qui faisait défaut dans 12 cas et était douteuse dans 9. Les observations que nous avons recueillies parlent dans le même sens.

En ce qui concerne la première enfance, la question est plus complexe. Landouzy a essayé de démontrer que, de la fréquence de la tuberculose à cet âge, où l'on sait qu'elle est toujours aiguë, on doit conclure à « l'hérédité par la graine », à la transmission directe de la maladie de la mère au fœtus. Or, l'expérimentation qui semblerait appelée à résoudre ce problème n'a donné que des résultats contradictoires. Si, à en juger par les expériences d'Arloing, de Cornevin et Thomas, de Straus et Chamberland, de Koubassof, cette transmission est possible, elle est loin d'être constante, comme le prouvent les faits nombreux où ont été trouvés indemnes de lésions tuberculeuses les fœtus de femelles mortes de phtisie aiguë.

D'autre part, de ce que la tuberculose est commune dans le premier âge, il ne s'ensuit pas nécessairement que l'hérédité joue un rôle considérable ; car l'infection bacillaire peut s'être produite pendant la vie par transmission directe, à la suite de contacts de tous genres ou de l'alimentation par un lait tuberculeux.

Abstraction faite de ces deux questions, épidémicité et hérédité, c'est, avons-nous dit, dans l'organisme même qu'il faut chercher les conditions qui prédisposent à l'évolution aiguë de la tuberculose.

L'*âge* est un élément important, si important même que nous avons cru devoir consacrer un chapitre spécial à l'étude de la tuberculose aiguë envisagée aux diverses périodes de la vie. Aussi nous bornerons-nous ici à rappeler que si cette modalité clinique peut sévir à tout âge, même dans l'extrême vieillesse (Waller, Moureton), c'est dans l'enfance et dans l'adolescence qu'elle acquiert son maximum de fréquence.

Le *sexe* joue un rôle moins considérable ; néanmoins, la phtisie aiguë est plus commune dans le sexe masculin. Leudet, par exemple, a observé la proportion de 14 hommes contre 9 femmes. Si la maladie est plus rare chez la femme, il faut peut-être l'attribuer à la prédominance chez elle de manifestations névropathiques qui, d'après nous, ont pour conséquence d'enrayer la marche de l'infection tuberculeuse. L'hystérie est parfois une sauvegarde contre l'envahissement bacillaire; bien des faits nous ont démontré qu'à la combattre par une médication active on risque d'imprimer une allure rapide à une tuberculose restée latente ou torpide jusqu'à ce jour.

D'ailleurs le tribut payé par le sexe masculin à la tuberculose aiguë s'accroît notablement par le séjour dans l'armée; on sait, en effet, que cette maladie y sévit bien plus que dans la population civile, qu'il s'agisse des troupes de terre (Colin, Laveran), ou de mer (Mahé).

Constitution. — Contrairement à ce qu'on pourrait penser *a priori*, ce n'est pas, abstraction faite bien entendu des tuberculoses aiguës secondaires à la phtisie chronique, chez des individus chétifs, malingres, qu'éclate le plus souvent la maladie. Loin de là, la plupart des auteurs, après Leudet, ont reconnu qu'elle s'observe communément chez de jeunes sujets à constitution robuste, exempts de toute tare morbide. Dans sa statistique, Munro a noté que 18 fois sur 24 elle avait débuté brusquement chez des individus qui semblaient jouir d'une parfaite santé. Néanmoins, dans ces cas, l'invasion microbienne est le plus souvent facilitée par des facteurs morbides qui affaiblissent passagèrement la résistance de l'organisme, tels que des excès, des fatigues, le surmenage, des préoccupations morales. Ainsi peut s'expliquer la fréquence relative de la tuberculose aiguë chez les jeunes recrues en apparence les plus robustes.

Mais d'habitude c'est chez les individus qui avaient été

soumis antérieurement à des influences morbides de nature dyscrasique ou infectieuse, qu'évolue la tuberculose aiguë. Parmi ces *états pathologiques*, figure en première ligne la *tuberculose chronique*; en d'autres termes la phtisie aiguë est dans la grande majorité des cas *secondaire* à une bacillose locale. Est-ce à dire cependant qu'elle ne puisse se présenter à titre d'affection *primitive*? Sans insister sur cette question qui reviendra à propos de la pathogénie, et pour rester ici sur le terrain de l'observation clinique, il importe de faire remarquer que les diverses modalités d'infection tuberculeuse aiguë peuvent se produire chez des individus qui non seulement ne présentent aucun symptôme appréciable de lésion bacillaire, mais encore offrent tous les attributs de la santé. Que dans ces cas il n'existe aucune altération tuberculeuse, telle qu'un petit noyau caséeux, restée latente, on ne saurait évidemment l'affirmer; mais il n'en demeure pas moins acquis que parfois la tuberculose aiguë est *cliniquement* primitive. Sur 24 faits, Munro en relève 15 où des lésions tuberculeuses anciennes avaient passé totalement inaperçues.

De règle néanmoins le passé du malade révèle l'existence de lésions bacillaires torpides ou en pleine activité. Ces lésions, on peut les trouver dans tous les organes, dans tous les tissus, os (ostéite, mal de Pott), articulations (arthrites fongueuses), téguments cutanés (lupus, tubercule anatomique), viscères (épididymite), etc., etc., mais surtout dans les poumons.

Quelles sont les circonstances susceptibles de donner ainsi un coup de fouet à une évolution tuberculeuse circonscrite et chronique, il y a grand intérêt à le savoir.

Divers auteurs, Verneuil surtout, ont essayé de prouver

que souvent des opérations partielles réputées conservatrices portant sur des foyers caséeux provoquent l'apparition inattendue des formes les plus graves de la tuberculose généralisée. Mais cette opinion a trouvé de nombreux contradicteurs, et, pour la plupart des chirurgiens, « l'immense majorité des tuberculeux retire un bénéfice évident des opérations destinées à supprimer les manifestations locales de la bacillose » (Routier). La thèse de Verneuil n'en est pas moins fondée jusqu'à un certain point et la sagesse commande de refréner l'ardeur de chirurgiens trop enclins à intervenir en dehors des cas réellement urgents.

En ce qui concerne les autres conditions qui président à la transformation d'une tuberculose pulmonaire chronique en tuberculose infectieuse, généralisée, nous ne sommes guère renseignés. Néanmoins, il faut signaler le rôle que jouent dans ce sens les poussées congestives et par suite toutes les causes susceptibles de déterminer un processus de ce genre, comme le coup de froid qu'on a parfois incriminé. De la même façon on peut dans une certaine mesure expliquer l'influence funeste des changements de climat, et l'action nocive de certaines stations méditerranéennes sur les tuberculeux éréthiques, que Mathieu Hirtz a bien mise en lumière. « Que de fois, dit Colin, les formes aiguës se sont brusquement substituées à la marche lente de l'affection chez les phtisiques quittant le nord de la France pour une station méditerranéenne ! Entre autres faits je me souviens que, pendant les premiers mois de 1864, notre petite garnison de Rome perdait six malades de tuberculose aiguë. Les statistiques anglaises ont mis hors de doute le danger bien autrement redoutable de l'arrivée des hommes du Nord dans des pays encore plus chauds. »

C'est ici aussi le lieu de signaler l'influence que Litten assigne à la disparition soudaine, spontanée ou artificielle, d'épanchements pleuraux sur la production de poussées granuliques diffuses. Dans plusieurs cas il a vu à la suite d'une ponction de la plèvre une granulie généralisée emporter le malade. Dans le même ordre d'idées on peut invoquer une observation tout récemment communiquée par M. Charrier à la Société anatomique où un empyème spontané fut suivi également d'une généralisation granulique. Qu'avec Litten on fasse jouer le rôle d'un excitant phymatogène local à la distension rapide des vaisseaux pulmonaires dégagés de la pression qu'exerçait l'exsudat pleurétique et au développement brusque du poumon antérieurement comprimé, ou qu'avec Charrier on attribue la généralisation tuberculeuse à l'absorption rapide des bacilles du pus tuberculeux par les vaisseaux des régions avoisinant l'épanchement, le fait n'en est pas moins incontestable; on sait d'ailleurs que divers cliniciens ont reconnu aux épanchements liquides ou gazeux de la plèvre une sorte d'action inhibitive dans la tuberculose chronique.

Quant aux autres maladies infectieuses, *rougeole* et *grippe*, qui autant que la *coqueluche*, pourraient être appelées *vestibulum tabis*, leur influence, qui est considérable sur le développement de la tuberculose aiguë, peut être interprétée de diverses manières. Qu'à la suite de ces maladies éclate souvent une poussée granulique, pulmonaire ou généralisée, nul ne l'ignore, de même qu'on s'accorde à voir dans le catarrhe bronchique, qui en constitue un des éléments principaux, le trait d'union entre l'infection primitive, morbilleuse, grippale et l'infection secondaire tuberculeuse. Mais ce catarrhe se borne-t-il à prédisposer l'économie à la tuberculisation qui en raison de la débilitation de l'organisme affecte une marche aiguë, ou bien produit-il une exacerbation de la tuberculose, une poussée aiguë de granulations ou une pneumonie caséeuse chez un individu porteur de lésions tuberculeuses restées auparavant latentes? Ces deux interprétations sont admissibles. Cependant en faveur de la première plaide ce fait que ces tuberculoses aiguës consécutives à la rougeole, à la coqueluche, ne s'observent guère que dans les milieux hospitaliers où la contagion est si facile; ce qui semblerait prouver qu'il y a tuberculisation de toutes pièces et non exacerbation d'une tuberculose préexistante.

Quant aux autres fièvres éruptives, *scarlatine* et *variole*, elles n'ont aucune influence sur le développement de la tuberculose aiguë. Enfin, en ce qui concerne la *fièvre typhoïde*, deux avis opposés ont été émis : les uns admettant qu'elle prépare souvent les voies à la tuberculose, les autres soutenant qu'il existe entre ces deux maladies un véritable antagonisme. Sans adopter la première opinion, nous estimons que la seconde est empreinte d'exagération; nous avons notamment souvenance d'un fait récemment observé par l'un de nous; il s'agissait d'une jeune femme atteinte successivement de fièvre typhoïde et de granulie, à l'autopsie de laquelle on trouva à la fois des ulcérations cicatrisées des plaques de Peyer et une éruption granulique diffuse.

En fait de *dyscrasies*, il en est deux qui peuvent imprimer à la tuberculose une marche aiguë. C'est d'abord le *diabète sucré* qui donne surtout lieu à la phtisie galopante; c'est ensuite *l'alcoolisme* qu'en contradiction d'ailleurs avec certains auteurs Lancereaux incrimine à cet égard.

Enfin nous signalerons le rôle incontestable d'un état physiologique, la *grossesse*. Si pendant la gestation, les lésions tuberculeuses paraissent parfois sommeiller, ce n'est que pour prendre une allure vive après l'accouchement, sous l'influence surtout de l'allaitement. Mais, à vrai dire, il s'agit plutôt alors d'une phtisie vulgaire à marche rapide que d'une évolution qui rappelle la tuberculose aiguë proprement dite.

CHAPITRE II

PATHOGÉNIE.

La pathogénie de la tuberculose aiguë paraît au premier abord d'une extrême simplicité, lorsqu'on envisage cette question à la lumière des données scientifiques contemporaines. Après tant de discussions sur les rapports de la tuberculose et de l'inflammation, de la granulation grise et des foyers caséeux, après les intéressantes recherches histologiques de l'école française, la découverte du microbe pathogène a mis un terme à l'ère des incertitudes. Aujourd'hui il est de notion vulgaire que la tuberculose, quelle que soit d'ailleurs sa forme, est une maladie parasitaire et infectieuse; et il semble tout naturel de considérer la phtisie aiguë comme le résultat de l'infection aiguë de l'organisme par le bacille de la tuberculose.

La pathologie générale nous a appris à connaître des infections aiguës et chroniques, des infections locales et générales; or le bacille de Koch réalise tour à tour les unes et les autres; le fait est incontestable. Si toutefois nous cherchons à savoir pourquoi le même micro-organisme se comporte dans l'économie de manières si diverses, nous nous heurtons à chaque pas à des difficultés et à des inconnues.

Cependant en raisonnant par analogie, en appliquant les données que nous fournit l'expérimentation à la pathologie humaine, nous trouvons à l'heure actuelle une explication satisfaisante d'un certain nombre de points de l'histoire pathogénique de la phtisie aiguë ; c'est probablement aux différents modes de pénétration du bacille dans le poumon que correspondent les diverses formes de cette infection. La pathogénie de la tuberculose aiguë est à coup sûr moins complexe que celle de la phtisie pulmonaire vulgaire ; car il faut reconnaître qu'on est le plus souvent en présence d'une infection de l'économie par le bacille de Koch seul, sans l'intervention des associations microbiennes et des infections secondaires, qui jouent sans doute un rôle considérable dans les formes consomptives lentes de la bacillose.

D'ailleurs les déductions tirées de l'expérimentation sont parfaitement conformes aux enseignements que nous pouvons tirer de l'anatomie pathologique et de la clinique.

Mais il importe avant tout, dans cette question où la confusion des dénominations a si souvent entraîné la confusion des doctrines, de rappeler le sens des expressions que nous emploierons et de justifier les bases de la classification que nous avons adoptée pour l'étude clinique.

L'infection tuberculeuse aiguë se présente, en effet, sous deux modalités principales, la *tuberculose miliaire aiguë*, la *tuberculose massive aiguë*, qui abstraction faite des formes de transition, se différencient au double point de vue anatomique et clinique. La première se traduit essentiellement par l'éruption plus ou moins diffuse de granulations grises avec des lésions péri-tuberculeuses qui n'aboutissent jamais à l'ulcération ; elle revêt les allures d'une maladie générale au premier chef, d'emblée infectieuse. La seconde, au contraire, correspond à des lésions caséeuses plus ou moins massives, à type pneumonique ou broncho-pneumonique, qui peuvent parcourir leur cycle complet jusqu'à la fonte destructive du néoplasme; elle simule une affection pulmonaire plutôt qu'une pyrexie et se rapproche à bien des titres de la phtisie vulgaire. Cette dualité dans les expressions cliniques et anatomo-pathologiques de l'infection tuberculeuse aiguë, nous allons la retrouver dans cette étude pathogénique où elle s'affirme tout particulièrement, s'il est vrai, comme nous allons essayer de le démontrer, qu'elles reconnaissent également un mécanisme différent.

Nous proposons, en effet, d'envisager la tuberculose miliaire aiguë comme une infection générale dans laquelle le poison morbide se propage par la voie sanguine ou lymphatique, c'est-à-dire une affection hématogène; quant aux formes massives, elles correspondent à une infection locale directe du poumon, le microbe ayant pénétré par les voies aériennes.

I

Tuberculose miliaire aiguë.

Au début de cette étude pathogénique, telle qu'on doit la concevoir aujourd'hui, il n'est pas tout à fait inutile de jeter un rapide coup d'œil sur les anciennes interprétations qu'on a données de cette affection.

Bayle, qui avait entrevu la phtisie granuleuse, l'avait cependant complètement séparée de la phtisie tuberculeuse, prétendant que dans la première variété les granulations ne deviennent jamais opaques, ne se ramollissent pas.

Laennec, dans une vue de génie, avait proclamé l'unité

de la tuberculose, quelle que fût sa forme anatomique. Si sa description de la phtisie aiguë en particulier est restée incomplète, il avait cependant déjà entrevu les deux formes principales de la tuberculose miliaire; il la considérait comme primitive en l'absence de toute ancienne lésion tuberculeuse, comme secondaire lorsqu'elle est consécutive à une altération tuberculeuse quelconque, latente ou chronique.

L'histoire de la phtisie aiguë granulique ou miliaire date en réalité du célèbre mémoire de Waller de Prague. Avant lui la plupart des cliniciens de l'école française, Louis, Andral, avaient regardé la phtisie aiguë comme une sorte de complication de la tuberculose et l'expliquaient par une idiosyncrasie ou par une prédominance des produits phlegmasiques autour des granulations. Waller, le premier, considéra la phtisie aiguë comme une maladie générale, analogue à la fièvre typhoïde, sans toutefois la rattacher à la tuberculose. Malgré les travaux de Fournet et de Leudet, qui apportèrent un appoint sérieux à la question, l'incertitude domina encore. On commençait toutefois à rattacher timidement la phtisie aiguë à la diathèse tuberculeuse, lorsque Empis l'en sépara de nouveau et décrivit, sous le nom de granulie, une maladie générale dont le tableau clinique reste encore exact en tous points aujourd'hui. Refaire l'histoire de toutes les opinions qui ont eu cours serait résumer l'histoire entière de la tuberculose; la découverte de l'agent pathogène a enlevé à ces discussions une grande partie de leur intérêt, et c'est à la lumière des données récentes qu'il faut envisager la physiologie pathologique de la tuberculose miliaire.

La tuberculose miliaire aiguë présente, ainsi que nous l'avons amplement montré, tous les grands caractères cliniques d'une maladie générale, d'une infection. La dissémination des lésions, leur localisation autour des vaisseaux et dans les espaces lymphatiques semblent indiquer que le virus tuberculeux est charrié par le sang ou par la lymphe; dans ces conditions, l'hypothèse d'une infection de l'économie par le système circulatoire doit se présenter tout naturellement à l'esprit.

Ce premier point établi, la tuberculose miliaire aiguë peut-elle être envisagée comme une affection hématogène? Trouvons-nous dans le système vasculaire les vestiges du passage du virus? Nous exposerons ici tous les faits qui plaident en faveur de cette conception.

1° *Constatation de tubercules et de bacilles dans les parois vasculaires.* — La présence de tubercules siégeant dans les parois des vaisseaux veineux ou lymphatiques ou dans l'endocarde avait été constatée bien avant la découverte du bacille de Koch. Dès 1877, Weigert avait publié un premier fait établissant l'existence de granulations dans la tunique interne d'une veine; peu de temps après parut un important travail de Ponfick, dans lequel il appela l'attention sur la présence assez fréquente de nodules tuberculeux siégeant à la face interne du canal thoracique et fit remarquer que, dans ces conditions, l'agent tuberculipare n'avait plus qu'une faible distance à franchir pour arriver dans le sang. Puis vinrent Mügge qui constata l'existence de tubercules sur la membrane interne des veines pulmonaires et surtout Weigert qui montra que dans la tuberculose miliaire on trouve souvent des granulations sur la membrane interne des veines pulmonaires, sur l'endocarde du ventricule droit et sur la veine cave inférieure. Hanau découvrit dans la moitié des cas des tubercules des veines. Enfin Herxheimer signala l'existence de granulations tuberculeuses dans les parois de l'artère pulmonaire. Ces constatations devinrent de plus en plus fréquentes et, dans une thèse récemment soutenue à Berlin (1889), M. Brash put, en analysant avec soin les résultats de 24 autopsies, donner les chiffres suivants : dans 19 cas il y avait des tubercules de l'endocarde, dans 11 cas il y en avait dans les veines pulmonaires, dans 3 cas dans les veines extra-pulmonaires, dans 14 cas dans le canal thoracique. Ce même auteur a confirmé l'opinion jadis émise par Ponfick qu'on ne rencontre la tuberculose du canal thoracique que dans la tuberculose miliaire aiguë, qu'au contraire elle fait constamment défaut dans la tuberculose chronique.

Depuis la découverte du bacille de Koch, de nombreux auteurs ont recherché le bacille dans les parois vasculaires, et l'ont trouvé d'une façon constante au niveau des tubercules; ces faits sont aujourd'hui devenus classiques ; nous n'y insisterons pas davantage.

La coexistence fréquente de la tuberculose miliaire généralisée et des tubercules du système vasculaire devait faire penser que vraisemblablement la tuberculose miliaire résulte du déversement du poison tuberculeux dans le système circulatoire; et de fait, plusieurs fois on a nettement constaté que les granulations de la paroi vasculaire s'étaient ramollies et ulcérées; la matière tuberculeuse avait donc pu pénétrer dans le sang et se répandre par cette voie dans l'organisme.

2° *Présence du bacille dans le sang.* — Il devenait ainsi probable que la phtisie aiguë granulique résulte d'une infection de l'organisme par la voie sanguine. Après avoir constaté la fréquence des tubercules dans le système circulatoire, la présence des bacilles dans les parois vasculaires, il manquait encore à l'appui de cette hypothèse la consécration que pouvait lui donner l'existence du bacille de Koch dans le sang.

Les premières recherches ne semblèrent pas favorables à cette manière de voir. On avait en vain examiné le sang de malades atteints de phtisie aiguë au point de vue bactériologique et l'on vint même à se demander si la tuberculose miliaire est bien le résultat d'une infection par le bacille de Koch, d'autant plus que l'examen des crachats avait souvent été négatif au point de vue du microbe pathogène.

Mais cette incertitude ne devait pas être de longue durée. D'ailleurs bien avant la connaissance du micro-organisme, on savait que le sang des malades atteints de phtisie aiguë est virulent, que par son inoculation aux animaux on peut reproduire la tuberculose. L'expérimentation a confirmé ces données, et Toussaint, Villemin et plus récemment Baumgarten obtinrent des résultats positifs en injectant à des animaux le sang d'animaux tuberculeux. Toutefois les échecs ne furent pas rares. Aujourd'hui que l'on connaît mieux la biologie du bacille de Koch, les résultats négatifs s'expliquent aisément et ne doivent pas étonner outre mesure.

Les bacilles, en effet, n'existent jamais en très grande quantité dans le sang en circulation, car ils n'y trouvent pas un milieu favorable à leur développement; ils se réfugient dans différents viscères, où ils s'accumulent, dans la rate en particulier, où certains auteurs ont pu les mettre en évidence à l'aide de ponctions exploratrices chez le malade vivant et où les expérimentateurs les ont constamment retrouvés chez l'animal. Si les bacilles sont rares dans le sang, on conçoit qu'ils aient pu échapper aux premiers observateurs, à un moment surtout où l'on ne possédait qu'une technique défectueuse pour les colorer. Ajoutons encore que nous connaissons fort mal le bacille de Koch à l'état de spore; c'est peut-être à cet état qu'il se trouve de préférence dans le milieu sanguin. Nous verrons plus tard en étudiant l'action du bacille pourquoi il est rare dans le sang en circulation.

Quoi qu'il en soit, avec les progrès de la technique bactériologique, on ne tarda pas à enregistrer des faits positifs. La première constatation du bacille de Koch dans le sang est due à MM. Cornil et Babès; ils découvrirent en effet des bacilles dans la fibrine qui obturait un vaisseau, au milieu de granulations tuberculeuses méningées : le bacille de Koch était donc pris sur le fait. Les renseignements les plus précis que l'on possède sur l'étude du sang dans la tuberculose granulique, on les doit à Weichselbaum ; cet auteur insiste sur la difficulté de ces recherches qui exigent une grande patience et l'examen minutieux de nombreuses préparations; il recommande de colorer les lamelles de sang par la méthode d'Ehrlich de préférence à celle de Ziehl. Weichselbaum a trouvé dans trois autopsies de phtisie aiguë granulique les bacilles dans le sang : dans le premier fait, c'est dans les caillots fibrineux du cœur qu'il a pu en constater la présence; une autre fois, c'est dans les caillots siégeant au niveau de l'insertion placentaire chez une femme qui succomba à la phtisie miliaire aiguë peu de temps après une fausse couche de quatre mois. Il a toujours eu soin de contrôler ses résultats par l'injection de sang dans le péritoine de cobayes, qui ont régulièrement contracté la tuberculose.

Les recherches de Weichselbaum ne tardèrent pas à

être confirmées de tous points par Meisels qui dans huit cas a constamment trouvé le bacille dans le sang du cœur ; ce même auteur a de plus pu reconnaître dans trois cas l'existence de bacilles dans le sang et dans le suc de la rate du vivant des malades. On conçoit toute l'importance de ces faits au point de vue du diagnostic.

Lustig a également vu des bacilles dans le sang d'un malade atteint de tuberculose miliaire et l'autopsie a permis de contrôler le diagnostic. Rütimeyer a apporté un appoint intéressant à cette question : dans les deux cas qu'il a étudiés il a observé beaucoup de bacilles dans la rate, tandis qu'ils étaient en proportion bien moindre dans le sang. D'ailleurs cet auteur a remarqué que les microbes qui existent dans le sang s'y trouvent en quantité très variable. Il interprète ce fait de la manière suivante : immédiatement après l'ulcération d'un tubercule vasculaire les bacilles sont très nombreux ; mais ils ne tardent pas à disparaître du sang en circulation pour se loger de préférence dans la rate ; aussi Rütimeyer conseille-t-il de pratiquer la ponction de cet organe ; par l'examen du sang splénique on aurait plus de chance de rencontrer le bacille que par l'examen du sang périphérique. Grâce à cette méthode, Sticker et Ulacacis ont pu pendant la vie affirmer le diagnostic de phtisie aiguë.

Toute cette série de faits tend à démontrer que la tuberculose miliaire aiguë est une tuberculose hématogène ; à l'appui de cette opinion, il importe de rappeler que l'expérimentation réalise cette forme de tuberculose par l'injection dans les veines d'une culture virulente du bacille de Koch ; et il faut reconnaître, sans vouloir forcer les analogies, qu'il existe la plus grande ressemblance entre la tuberculose miliaire spontanée de l'homme et celle que l'on provoque chez l'animal.

Si le bacille peut cheminer par la voie sanguine, il emprunte parfois aussi la voie lymphatique ; les exemples de tuberculose du canal thoracique en sont la preuve ; il existe donc une tuberculose miliaire lymphatique ou lymphangitique, fait qui n'étonnera pas si l'on songe à l'incomparable richesse des lymphatiques pulmonaires et à la prédilection bien connue du tubercule pour le système lymphatique. M. Grancher a tout particulièrement insisté sur la dissémination des tubercules par cette voie et on s'explique fort bien qu'ainsi une région plus ou moins étendue du poumon puisse être ensemencée.

Nous pouvons résumer cet exposé en disant que dans nombre de cas de tuberculose miliaire le sang est virulent et renferme des bacilles ; l'examen direct des lamelles le démontre ; mais il importe de compléter ces recherches, toujours très délicates, en contrôlant la virulence du sang par des injections intra-péritonéales à des cobayes ; on conçoit, d'après ce que nous avons dit, que pour avoir un résultat positif il est nécessaire d'injecter une assez grande quantité de sang ; nous savons en effet d'une part que cette humeur est toujours pauvre en bacilles et d'autre part que pour produire la tuberculose il faut faire pénétrer dans l'organisme un assez grand nombre de bacilles.

Il ne serait toutefois pas légitime de tirer de ces faits des conclusions trop absolues ; car il semble que la présence du bacille dans le sang n'est pas la condition nécessaire et suffisante de la granulie ; il est bien vraisemblable que le bacille de Koch y existe fréquemment, au moins d'une façon passagère, sans déterminer l'éruption granulique; il faut sans doute encore d'autres conditions que nous indiquerons plus loin. Il serait difficile, en effet, de comprendre que chez les malades atteints de phtisie chronique il n'y ait pas de temps en temps pénétration de quelques microbes dans les vaisseaux; on admet cependant d'une façon générale que le sang des phtisiques vulgaires n'est pas virulent et ne contient pas de microbes spécifiques.

Ces quelques réserves faites, il semble acquis que la tuberculose miliaire résulte de l'infection du sang par le micro-organisme pathogène, c'est-à-dire d'une toxémie; le sang charrie le microbe à travers tout l'organisme, conception absolument conforme aux données de la clinique, qui montre dans la granulie une pyrexie infectieuse.

3° *Comment le bacille pénètre-t-il dans le sang?* — Le bacille de la tuberculose peut, théoriquement du moins, arriver dans le système circulatoire directement du dehors, sans avoir créé une lésion locale initiale : alors on a affaire à la *tuberculose miliaire aiguë primitive*; ou bien le micro-organisme provient d'un ancien foyer tuberculeux préexistant dans l'économie : on a affaire à la *tuberculose miliaire secondaire*. Cette dernière forme est la plus anciennement connue; elle est de beaucoup la plus fréquente; aussi ne doit-on pas être surpris qu'un certain nombre d'auteurs aient nié l'existence des formes primitives. Aujourd'hui cependant on admet la possibilité d'une granulie primitive; il est, en effet, des cas où des observateurs consciencieux ont fait avec le soin le plus minutieux les autopsies sans avoir découvert aucun foyer caséeux ancien.

La granulie primitive est en tout cas une maladie rare

et le mécanisme de la pénétration directe du bacille dans le sang soulève de bien grandes difficultés d'interprétation. L'homme ne se trouve jamais dans les conditions de l'animal à qui on fait une injection intra-veineuse de bacilles de la tuberculose. Il paraît établi aujourd'hui grâce à d'assez nombreuses recherches que le bacille de Koch peut s'introduire dans l'organisme humain sans déterminer de lésion initiale locale; on admet en particulier qu'il peut faire effraction à travers une muqueuse sans amener la moindre lésion des tissus, même de l'épithélium de revêtement; théoriquement on pourrait donc à la rigueur concevoir la possibilité de la granulie primitive. Cette éventualité ne se réalisera que dans des conditions déterminées; il faut que le germe pénètre en quantité suffisante et que le terrain soit préparé pour recevoir ce germe; ces conditions se trouvent précisément parfois réunies chez les jeunes enfants et chez les soldats; ceux-ci dans les casernes sont exposés à la contagion et sont mal placés pour lutter contre une infection; leur organisme est en effet débilité par une hygiène défectueuse, une alimentation souvent insuffisante, les fatigues et le surmenage. Aussi est-ce surtout dans l'armée qu'on observe des cas de tuberculose miliaire aiguë primitive, parfois même à l'état de petites épidémies.

Quoi qu'il en soit, la tuberculose miliaire aiguë peut être cliniquement l'expression première de l'infection bacillaire, du moins en apparence; il n'en est pas absolument de même au point de vue anatomo-pathologique; car dans l'immense majorité des cas elle s'observe chez des gens porteurs de foyers caséeux, la lésion tuberculeuse locale ayant pu rester latente jusqu'à l'apparition des accidents secondaires.

La tuberculose miliaire est *secondaire* toutes les fois que le micro-organisme a pour point de départ une altération tuberculeuse quelconque de l'organisme. Dès 1850, Dittrich avait timidement émis l'opinion que la granulie est la conséquence de la résorption d'un foyer caséeux. Cette théorie fut développée et étayée sur de nombreuses observations par Buhl, qui soutint que chez tout individu succombant à une granulie on devait retrouver une ancienne lésion tuberculeuse. Cette *loi de Buhl* serait générale et se vérifierait dans tous les cas où l'autopsie aurait été faite avec une minutie suffisante; un foyer quelconque, quel que soit son siège, viscéral (pulmonaire en particulier), ganglionnaire, osseux, articulaire, cutané, peut être l'origine de cet accident. La granulie est une affection métastatique; elle résulte de la résorption de la matière caséeuse; il s'agirait donc d'une véritable auto-infection. Il y avait bien quelque difficulté à interpréter cette conception à une époque où la matière caséeuse était considérée comme un produit inflammatoire n'ayant aucun rapport avec la granulation grise, lésion caractéristique de la tuberculose miliaire. Aujourd'hui que tout le monde est d'accord pour reconnaître au tubercule et à la matière caséeuse une origine commune, il est aisé de comprendre comment un processus tuberculeux local donne lieu à l'éclosion d'une infection généralisée.

Dans quelles circonstances voit-on la granulie se réaliser chez les personnes atteintes d'une tuberculose locale? C'est une question d'autant plus intéressante à examiner que nombre de cliniciens admettent qu'une tuberculose locale, une lésion dite scrofuleuse, par exemple, est une sorte de garantie contre toute manifestation plus aiguë de la tuberculose; l'organisme subirait dans ces conditions une sorte de vaccination. L'observation a sanctionné cette manière de voir par un certain nombre de faits. Néanmoins il ne saurait être question ici de vaccination réelle, puisqu'on assiste parfois à une généralisation de la maladie ; d'autre part, l'expérimentation enseigne qu'il est possible de rendre tuberculeux un animal qui a subi quelque temps auparavant une inoculation d'une tuberculose atténuée à laquelle il a résisté ; ainsi Falk et Koch ont conclu de leurs recherches qu'une tuberculose atténuée ne confère nullement l'immunité, mais qu'elle paraît bien au contraire rendre le terrain beaucoup plus apte à contracter une tuberculose ultérieure.

Si un foyer caséeux vient à se rompre, la matière caséeuse pénètre dans le torrent circulatoire ; et *a priori* il semblerait que la tuberculose doive se généraliser.

Cette éventualité toutefois ne se produit que d'une façon exceptionnelle; et, si elle suffisait à déterminer la granulie, il faudrait se garder de la provoquer; c'est dire que toute intervention sanglante dans le traitement des tuberculoses locales devrait être rigoureusement interdite; or les chirurgiens font ressortir la rareté de la généralisation à la suite des opérations pratiquées dans ces cas, et dans une statistique portant sur 139 faits de ce genre cet accident n'a été relevé que deux fois. Cette donnée cadre d'ailleurs fort bien avec les notions que nous possédons sur les tuberculoses locales où le bacille est rare et même difficile à mettre en évidence. D'autre part, ne sait-on pas que le microbe y existe à un état de faible virulence? Si on veut bien se rappeler qu'il faut un microorganisme virulent et abondant pour déterminer l'éclosion d'accidents aigus, on verra quelles restrictions on est en droit d'apporter à la loi de Buhl.

Celle-ci est et reste vraie dans la majorité des cas ; il demeure bien vraisemblable que la lésion locale est le point de départ des accidents aigus; mais à l'autopsie on ne trouve guère la rupture du foyer caséeux. Aussi nous demandons-nous si l'on ne peut interpréter la tuberculose miliaire secondaire d'une façon un peu différente. Tous les anciens auteurs ont parlé de phénomènes de résorption; or ce qui est résorbé ce n'est peut-être pas le microbe, mais les toxines sécrétées par lui au niveau de la lésion locale. Ne pourrait-on pas tenter une autre interprétation, basée sur le récent travail de MM. Straus et Gamaleia[1], qui éclairera d'un jour nouveau cette question? Ces auteurs ont, en effet, montré qu'en injectant à des animaux des cadavres de bacilles de Koch, on détermine chez eux un état cachectique se traduisant surtout par de l'amaigrissement; si la dose n'est pas trop forte, les animaux reprennent leur poids primitif et semblent avoir récupéré la santé; néanmoins il s'est produit une modification profonde de leur organisme; car si on leur injecte des doses minimes de bacilles vivants, incapables de tuer l'animal dans les conditions ordinaires, la mort survient d'une manière très rapide. Par cette même méthode, MM. Straus et Gamaleia ont pu créer des tuberculoses locales qui suscitent une susceptibilité extrême à l'égard d'une introduction de bacilles tuberculeux vivants.

N'est-il pas légitime de se demander si chez un individu porteur d'un foyer caséeux il ne se passe pas quelque chose d'analogue? Il y a une modification du terrain,

1. *Arch. de méd. expérimentale*, 1891.

résultat d'une intoxication lente causée par la résorption des produits microbiens, insuffisante à troubler la santé du moins en apparence, mais créant une prédisposition telle que, si une faible quantité de virus vivant pénétrait dans l'économie, on assisterait au développement d'une tuberculose aiguë.

4° *Lésions produites par le bacille.* — La présence du bacille dans le sang ne suffit pas, ainsi que nous l'avons dit, à provoquer la tuberculose miliaire. Il est impossible que chez les phtisiques chroniques il n'y ait pas de temps en temps passage dans le sang d'un certain nombre de microbes et pourtant il n'y a pas généralisation. D'un autre côté, certains auteurs admettent une véritable septicémie produite par le bacille de Koch; l'individu meurt infecté avant l'apparition des granulations tuberculeuses. Les recherches expérimentales de M. Yersin ont montré qu'en injectant dans les veines d'un lapin une grande quantité de bacilles de la tuberculose, l'animal succombe au bout de quelques jours; à l'autopsie on trouve les bacilles disséminés dans les organes, on constate quelques réactions cellulaires et de petites thromboses des vaisseaux; il n'existe cependant aucune granulation tuberculeuse visible à l'œil nu, aucun tubercule visible au microscope; il s'agirait d'une septicémie bacillaire. Cette forme de tuberculose s'observe-t-elle chez l'homme? Oui, semble-t-il, d'après M. Landouzy[1], qui insiste sur une modalité particulière de tuberculose, à laquelle il propose de donner le nom de typho-bacillose ou plus exactement de fièvre bacillaire prétuberculeuse à forme de fièvre typhoïde. Cet état infectieux, qui cliniquement se rappro-

1. *Semaine médicale*, 1891.

cherait de la fièvre typhoïde ou de l'embarras gastrique, correspondrait précisément à cette septicémie tuberculeuse expérimentale. Mais jusqu'à présent, à notre connaissance du moins, aucun fait anatomique précis n'est venu confirmer cette vue de l'esprit, qui demeure à l'état d'hypothèse.

Dans un autre ordre d'idées on connaît quelques faits où chez l'homme on a vu des bacilles accumulés dans les vaisseaux sans avoir déterminé l'apparition de tubercules; nous faisons allusion ici aux observations de bacillémie de Benda[1] et à l'intéressant mémoire de M. Durand-Fardel[2] sur la tuberculose du rein.

Dans la généralité des cas, la présence du bacille de Koch détermine la formation de nodules tuberculeux. Nous ne pouvons ici entrer dans le détail de l'histogénèse du tubercule, question d'ailleurs encore controversée, puisque d'après Baumgarten le tubercule se développerait surtout aux dépens des cellules fixes des tissus, tandis que d'après Metschnikoff « le tubercule serait composé d'une réunion de phagocytes d'origine mésodermique, qui affluent vers les endroits où se trouvent les bacilles et les englobent. » D'après la théorie de la phagocytose, en effet, la lésion nodulaire ne serait que le résultat de la lutte de l'organisme contre le parasite envahisseur; les cellules qui la constituent emprisonnent un certain nombre de microbes et contribuent à la défense de l'économie en entravant ou en retardant l'invasion générale. Quoi qu'il en soit, le bacille s'arrête dans les capillaires, y détermine une thrombose ; le microbe se trouve ainsi emprisonné dans un réseau de fibrine. Cette oblitération

1. *Berl. klin. Woch.*, 1883-1884.
2. *Arch. de physiologie*, 1886.

vasculaire est un fait capital dans l'histoire de la granulation tuberculeuse; elle permet jusqu'à un certain point de comprendre pourquoi le bacille n'existe que d'une façon passagère dans le sang en circulation. La tuberculose miliaire présente les conditions les plus favorables à l'étude du développement de la granulation grise. D'après M. Metschnikoff, le bacille de Koch, microbe immobile, est englobé dans un leucocyte, qui le transporte et le fixe en un point quelconque de l'économie; en ce point précis il y a afflux de cellules qui sont chargées, d'après la théorie de la phagocytose, de la défense de l'organisme; ainsi se forme le nodule tuberculeux embryonnaire. Puis, sous l'influence irritante du bacille lui-même ou de ses produits de sécrétion, on observe des modifications cellulaires : le noyau devient le siège de processus karyomitosiques; le protoplasma subit également certaines transformations; enfin le leucocyte deviendrait cellule épithélioïde, puis cellule géante : ainsi serait constituée la granulation tuberculeuse. Autour des tubercules il y a parfois, mais non d'une façon constante, des phénomènes d'irritation, de réaction des éléments du poumon : congestion, quelquefois même ecchymoses, foyers de broncho-pneumonie catarrhale, inflammation des bronches. Ces lésions contingentes déterminent les diverses modalités cliniques de la phtisie miliaire aiguë.

Les considérations dans lesquelles nous sommes entrés s'appliquent surtout à la tuberculose miliaire généralisée. On observe toutefois aussi des poussées limitées de granulie dans le cours de la tuberculose pulmonaire vulgaire; celles-ci activent la marche de la maladie et résultent de la pénétration de bacilles dans les vaisseaux sanguins ou lymphatiques; la granulie secondaire se développe d'ordinaire à la suite d'une poussée de congestion pulmonaire et favorise ainsi l'extension du processus tuberculeux. Mais en réalité la véritable tuberculose miliaire du poumon n'est qu'un cas particulier de la tuberculose miliaire généralisée; comme l'avait déjà montré Louis, il est exceptionnel de voir le poumon indemne dans l'infection tuberculeuse ; le bacille de Koch a, en effet, une prédilection toute particulière pour le tissu pulmonaire, où il trouve sans doute les conditions les plus propices de température, d'humidité et d'oxygénation.

La pénétration du bacille dans le sang doit être très fréquente ; elle peut se produire sans entraîner l'apparition de la granulie, parce que d'une part le sang est un milieu peu favorable au développement du micro-organisme, et parce que d'autre part l'organisme se défend. La granulie ne se réalisera que si la résistance de l'économie est diminuée par des dépressions morales, par la fatigue, le surmenage, et surtout s'il existe des lésions antérieures, reliquat de maladies à déterminations thoraciques. Nous aurons à revenir plus longuement sur ces faits dans l'étude des formes massives de la phtisie aiguë. Mais à côté de la question du terrain il y a celle de la virulence du micro-organisme, qui peut s'exalter sous des influences encore mal connues, au point de déterminer de véritables épidémies de granulie; l'exaltation de la virulence semble surtout favorisée par l'encombrement et par de mauvaises conditions hygiéniques.

Ainsi, en nous appuyant sur la symptomatologie de la tuberculose miliaire qui la rapproche du groupe des maladies générales infectieuses, en nous basant sur les données anatomo-pathologiques et sur la topographie des granulations tuberculeuses, en nous fondant enfin sur l'expérimentation qui permet, par l'injection intraveineuse de bacilles de la tuberculose, de provoquer chez l'animal une infection qui par sa marche et ses lésions est jusqu'à un certain point comparable à celle qu'on observe chez l'homme, nous sommes amenés à conclure qu'on doit, dans l'état actuel de la science, considérer la tuberculose miliaire aiguë comme une infection du sang, comme une maladie hématogène ; qui se montrerait surtout chez des individus présentant une altération tuberculeuse ancienne. L'infection peut s'expliquer de deux manières : ou bien le microbe vient du dehors (ce qui est l'exception), ou bien il provient d'une ancienne lésion locale (ce qui est la règle) ; dans ce dernier cas, la pénétration de bacilles, qui chez un individu sain ou normal ne suffiraient pas à provoquer de graves accidents, déterminera une tuberculose miliaire en vertu d'une susceptibilité toute particulière de l'économie créée par l'existence même du foyer primitif.

Des granulies indépendantes du bacille de Koch. — La granulie peut-elle reconnaître un autre agent pathogène que le bacille de Koch ? Cette question pourrait sembler étrange au premier abord. En réalité, elle se justifie si l'on songe à l'extension qu'a prise dans ces dernières années l'étude des pseudo-tuberculoses ; le nombre de microbes capables d'engendrer le tubercule augmente de jour en jour ; la lésion tuberculeuse a perdu sa spécificité ; elle est uniquement la résultante de la réaction des éléments de nos tissus sous l'influence d'agents multiples.

La plupart des faits de pseudo-tuberculoses actuellement connus se rapportent à l'animal. Nous croyons cependant devoir signaler rapidement les quelques cas de granulie non imputables au bacille de Koch qui ont été observés chez l'homme.

Kuskow a rapporté trois faits où, malgré les recherches les plus minutieuses, il ne fut pas possible de déceler le bacille de Koch. Le premier cas observé par cet auteur date déjà de plusieurs années; mais Kuskow n'a fait paraître son travail qu'après avoir réuni trois faits analogues; dans aucun de ces cas, on ne put retrouver à l'autopsie un foyer caséeux ancien.

Tout dernièrement, M. Charrin a communiqué à la Société de biologie (octobre 1891) un fait analogue. A l'autopsie d'un malade, qui avait succombé avec les symptômes d'une tuberculose aiguë, M. Charrin a trouvé une granulie sans ancien foyer caséeux, sans vieille lésion ganglionnaire, sans cicatrice d'aucune sorte ni dans le poumon, ni ailleurs. Il a été impossible dans ce cas de déceler le bacille de Koch ni par la méthode des inoculations, ni par les cultures sur les milieux particulièrement indiqués pour ce microbe, pas plus que sur des préparations à l'état frais et après durcissement. Sur les coupes M. Charrin a parfaitement reconnu le follicule tuberculeux typique; il a pu aussi isoler un bacille de faible virulence sans analogie aucune avec le bacille de Koch.

Les faits que nous venons d'indiquer méritent d'être signalés, bien qu'ils soient trop exceptionnels pour amoindrir le rôle du bacille de Koch, qui, sans conteste, reste l'agent pathogène par excellence de la tuberculose.

II

Tuberculoses massives aiguës.

A côté de la tuberculose miliaire aiguë, dont une des caractéristiques anatomiques est la diffusion et la dissémination des lésions, il existe un groupe mal délimité d'infections tuberculeuses à marche rapide, qui se caractérise au point de vue anatomique par la confluence des altérations ; celles-ci n'ont pas l'aspect de granulations typiques ; elles se présentent d'ordinaire sous forme de foyers caséeux plus ou moins étendus ; nous avons proposé de donner à ce groupe de phtisies aiguës le nom de *tuberculoses aiguës massives*. Sous cette dénomination, nous comprenons surtout l'ancienne pneumonie caséeuse et les phtisies galopantes ou plutôt une partie des phtisies galopantes ; car il s'agit ici d'un groupe hybride où se trouvent à tort réunies : 1° des tuberculoses à formes broncho-pneumoniques diffuses, voisines de la pneumonie caséeuse, mais moins infectantes à distance et plus consomptives, pouvant présenter par conséquent des lésions destructives ; 2° des variétés de tuberculose qui ne sont que de la phtisie chronique moins la chronicité, et dont on a pu très justement dire qu'il s'agit d'une phtisie qui brûle ses étapes. Toutes ces modalités de la tuberculose aiguë relèvent à coup sûr d'un processus pathogénique qui se rapproche de celui de la phtisie vulgaire. Nous consacrerons la majeure partie de cette étude à la pneumonie caséeuse, la plus nette des phtisies aiguës massives, après avoir mentionné sommairement quelques particularités relatives à la pathogénie des formes dites broncho-pneumoniques.

Tuberculose aiguë à noyaux broncho-pneumoniques. — Nous ne nous étendrons pas longuement sur l'étude des broncho-pneumonies tuberculeuses aiguës qui constituent une forme moins bien définie de l'infection bacillaire aiguë et qui, par leur mode de formation, se rapprochent de la phtisie pulmonaire chronique.

On admet généralement qu'elles résultent de l'arrêt du bacille au niveau de l'extrémité terminale de la bronchiole; c'est là que le microbe déterminerait les premières altérations qui frappent d'abord la bronche pour s'étendre bientôt aux alvéoles voisins; ceux-ci disparaissent graduellement dans la néoplasie tuberculeuse; ainsi est constitué le nodule péribronchique, qui domine l'histoire des broncho-pneumonies tuberculeuses aiguës ou chroniques. Le mécanisme est, en effet, le même dans l'un et l'autre cas; les seules différences que nous puissions invoquer tiennent, non pas à la lésion elle-même, mais à la virulence exaltée du contage vivant, au défaut de résistance de l'organisme, aux modifications du terrain. Il convient donc de faire entrer en ligne de compte : d'abord l'âge (on sait que les broncho-pneumonies tuberculeuses disséminées aiguës sont des plus communes dans l'enfance), puis la convalescence de quelques maladies infectieuses, de certaines fièvres éruptives en particulier, enfin les altérations antérieures du système broncho-pulmonaire; en un mot, il faut dans ces cas compter avec les associations microbiennes. Certaines infections prédisposent à l'éclosion de la tuberculose ou favorisent l'évolution rapide du processus bacillaire chez un individu déjà tuberculisé; en d'autres termes, l'infection par le bacille de Koch peut être secondaire, ou, lorsqu'elle est primitive, elle reçoit un coup de fouet du fait d'une infection intercurrente.

Quelle que soit la forme anatomique de la broncho-pneumonie, que les nodules soient discrets ou confluents, le mécanisme reste identique; le bacille arrive dans le poumon par les voies respiratoires; tantôt il vient de l'extérieur, tantôt il provient d'un foyer caséeux en rapport avec les voies aériennes, d'un ganglion bronchique dégénéré, d'une ulcération tuberculeuse de la cavité buccale, du larynx. La pénétration graduelle et successive des microbes explique l'existence de foyers plus ou moins disséminés, dont le nombre est jusqu'à un certain point en rapport avec la quantité des germes. D'un autre côté, chaque foyer contribue à l'extension du processus surtout grâce aux quintes de toux; celle-ci détermine, en effet, une sorte de brassage des mucosités bacillifères dont la majeure partie est rejetée avec l'expectoration; mais il reste d'ordinaire des débris de produits dégénérés qui, d'après un mécanisme décrit par Ziegler sous le nom d'aspiration bronchique, pourraient, par l'intermédiaire des canaux respiratoires, créer de nouveaux foyers d'infection. Les lésions observées en pareil cas sont comparables à celles que l'on détermine expérimentalement en soumettant des animaux à l'inhalation de liquides chargés de bacilles, à la condition que les bacilles soient peu nombreux.

Dans certains cas, chez les enfants en particulier, on observe une broncho-pneumonie à foyers miliaires disséminés dans les poumons, qui ressemble à la granulie en ce sens que tous les foyers sont du même âge et présentent le même aspect. Il s'agit de nodules péribronchiques qui constituent l'unique lésion et qui diffèrent des granulations miliaires en ce qu'ils occupent les extrémités bronchiques et non le voisinage des vaisseaux, qu'ils sont d'ordinaire plus volumineux, enfin que la caséification s'y montre d'une façon plus précoce, comme il arrive toutes les fois qu'un foyer tuberculeux est au contact de l'air. Cette forme de broncho-pneumonie à foyers nodulaires disséminés est le résultat d'une infection par la voie aérienne et non par la voie circulatoire; elle correspond à l'ensemencement simultané d'un grand nombre de points du parenchyme pulmonaire.

La phtisie subaiguë, dite « galopante », reconnaît vraisemblablement une pathogénie identique à celle des formes broncho-pneumoniques que nous avons décrites, desquelles elle se rapproche par ses lésions.

Nous reviendrons plus loin sur le rôle des associations microbiennes dans la broncho-pneumonie tuberculeuse caséeuse. Mais, pour éviter d'inutiles redites, mieux vaut étudier d'abord la pathogénie de la pneumonie caséeuse.

Tuberculose aiguë à forme pneumonique. — C'est au sujet de la pneumonie caséeuse que se sont élevées toutes les discussions sur l'unité ou la dualité de la phtisie pulmonaire. Lorsqu'on envisage la question telle qu'elle doit l'être aujourd'hui, on est frappé de l'extrême justesse de la conception de Laennec; à côté des lésions à forme de granulations, il avait décrit l'infiltration tuberculeuse, ne voyant là que deux formes anatomiques d'une même maladie. Cette interprétation si exacte n'a triomphé qu'après de longues controverses.

La confusion commença avec Reinhardt, qui considérait la matière caséeuse comme le résultat d'un processus inflammatoire; ainsi l'infiltration tuberculeuse de Laënnec devenait la pneumonie caséeuse, c'est-à-dire représentait un des modes de l'inflammation du parenchyme pulmonaire; cette pneumonie aboutissait à la phtisie, mais différait totalement de la tuberculose. Cette doctrine de la dualité semblait trouver une éclatante confirmation dans les remarquables recherches de Virchow; suivant lui, la granulation grise et la pneumonie des phtisiques étaient complètement distinctes; toutefois celle-ci constituait une lésion spécifique et méritait le nom de pneumonie scrofuleuse. Niemeyer alla plus loin encore, nia toute spécificité à la matière caséeuse et décrivit la pneumonie caséeuse comme une terminaison possible de toutes les inflammations du parenchyme pulmonaire dans la pneumonie fibrineuse la caséification était exceptionnelle; elle s'observait beaucoup plus couramment dans la pneumonie catarrhale. Néanmoins Niemeyer reconnut que la tuberculose est une complication possible et même fréquente de la pneumonie caséeuse. Il résuma sa théorie dans cette phrase souvent citée : « Les processus pneumoniques sont la base anatomique de la phtisie ; la tuberculose reconnaît pour origine la résorption des produits caséeux; le plus grand danger auquel est exposé un phtisique, c'est de devenir tuberculeux. »

En France cependant la majorité des médecins étaient restés unicistes. Les travaux capitaux de Villemin, qui avait montré que la matière caséeuse, tout comme le tubercule, a des propriétés virulentes, auraient dû entraîner toutes les convictions; malheureusement on ne comprit pas d'emblée toute la portée scientifique de ces remarquables recherches, et il y eut encore un long stade d'hésitation; ce fut par l'histologie et non par l'expérimentation que l'unité de la tuberculose fut rétablie.

MM. Grancher, Thaon, Charcot avaient, en effet, montré qu'entre un foyer caséeux et une granulation tuberculeuse il n'y a qu'une différence de dimensions; la structure en est identique : la pneumonie caséeuse, au point de vue anatomique, n'est constituée que par des agglomérations tuberculeuses, des tubercules géants ou massifs.

La découverte du bacille pathogène, ainsi que les recherches histologiques et expérimentales qui suivirent la découverte du microbe, n'ont fait que confirmer la nature tuberculeuse de l'ancienne pneumonie caséeuse. Aujourd'hui il faut pénétrer plus avant le mécanisme et se demander dans quelles circonstances le bacille de Koch détermine les lésions massives du poumon. Pour résoudre ce problème, c'est à l'expérimentation qu'on doit s'adresser; et, en raisonnant par analogie, on arrivera à cette conclusion très intéressante que, tandis que la tuberculose miliaire granulique relève d'une infection par la voie circulatoire, les phtisies aiguës massives semblent résulter d'une infection du poumon par les voies aériennes. C'est ce que tendent à démontrer les recherches expérimentales de Tappeiner, de Weichselbaum, de Thaon. En faisant inhaler dans un espace clos, à des animaux, une atmosphère chargée de bacilles ou de produits bacillifères, ou bien en injectant directement dans la trachée des animaux des cultures de bacilles de Koch, on obtient chez ces animaux de véritables foyers caséeux bronchopneumoniques; ces foyers sont d'autant plus confluents, c'est-à-dire se rapprochent d'autant plus de la forme pneumonique, que le nombre de bacilles inhalés est plus considérable. On sait d'ailleurs que Koch attache une grande importance aux rapports qui existent entre le nombre de bacilles et la forme des lésions expérimentales.

De ces données découle, il nous semble, la solution d'un problème auquel jadis on attribuait une réelle valeur. La pneumonie tuberculeuse est-elle une pneumonie ou une broncho-pneumonie? Nous savons que l'infiltration tuberculeuse n'a de la pneumonie que le nom, que par suite il s'agit d'une altération qui n'est que très exceptionnellement lobaire, qui est pseudo-lobaire et sans doute constituée par la confluence de foyers caséeux.

La question que nous nous posions tout à l'heure s'est donc en quelque sorte déplacée ; il s'agit aujourd'hui de savoir si les lésions de la phtisie aiguë à forme pneumonique sont identiques à celles des formes broncho-pneumoniques. Ce problème n'est pas dépourvu d'intérêt. On admet d'une façon générale qu'un foyer broncho-pneumonique a toujours pour lésion primordiale une altération bronchique. En est-il ainsi dans la pneumonie dite caséeuse? C'est un point qu'il serait prématuré de vouloir trancher définitivement. Cependant il ne nous répugne pas d'accepter qu'il existe une tuberculose *alvéolaire*, primitivement épithéliale, qui correspondrait précisément à l'infiltration tuberculeuse. L'existence des tuberculoses épithéliales est nettement établie par les recherches de Colberg et de M. Ranvier. Cette conception cadre du reste fort bien avec les altérations histologiques si variées qu'on a décrites dans la pneumonie caséeuse. Le bacille de Koch pénétrant par les voies respiratoires peut ne s'arrêter que dans l'alvéole; là, par sa simple présence ou par ses produits de sécrétion, il déterminerait des altérations variées, inflammatoires ou dégénératives, qui aboutissent à une prolifération cellulaire et à l'exsudation de fibrine, puis à la nécrose des éléments cellulaires dont le dernier terme est la caséification. Le bacille ne détermine pas toujours dans l'alvéole des granulations typiques; celles-ci peuvent même faire totalement défaut et la lésion peut se réduire à des modifications de l'épithélium alvéolaire et à un exsudat fibrineux à filaments plus ou moins épais emprisonnant des cellules embryonnaires ou des cellules épithélioïdes à protoplasma granuleux. Le bacille existe en très grande abondance dans toute l'étendue de la lésion destinée à subir une caséification uniforme, et, dans quelques pièces que nous avons examinées, nous l'avons trouvé à l'exclusion de tout autre microbe. M. Cornil a d'ailleurs décrit une véritable alvéolite fibrineuse due au bacille de Koch, et dans certains alvéoles non encore envahis par la dégénérescence caséeuse, mais uniquement remplis de fibrine, il a pu nettement mettre en évidence le micro-organisme pathogène. Ainsi il y aurait une véritable alvéolite due au bacille de Koch, et cette conception cadre bien avec l'opinion récemment émise par M. Metschnikoff, qui considère le tubercule comme une altération d'ordre inflammatoire.

La tuberculose aiguë à forme pneumonique serait donc la conséquence de la localisation du bacille dans l'alvéole pulmonaire, à la condition d'ajouter à cette notion de siège celle du nombre des bacilles. Cette affection a en général une évolution rapide; c'est pourquoi on ne note qu'exceptionnellement l'excavation dans la pneumonie caséeuse; mais, comme toute masse caséeuse, la pneumonie tuberculeuse peut se ramollir et aboutir à l'ulcération et à l'excavation; cette éventualité se produirait fatalement si la maladie durait un temps suffisant. La formation des cavernes relève du même processus que dans la phtisie chronique vulgaire; aussi jugeons-nous superflu d'y insister.

En résumé, la tuberculose aiguë massive à forme pneumonique, celle qui correspond à l'ancienne pneumonie caséeuse, est surtout une tuberculose alvéolaire : elle mérite l'épithète de pneumonique, non pas à cause de la disposition lobaire, mais à cause de la localisation alvéolaire des lésions. Il faut d'ailleurs savoir que ce n'est qu'exceptionnellement qu'on la rencontre dans toute sa pureté. Elle est la conséquence d'une infection pulmonaire par les voies aériennes, que cette infection résulte d'une contagion, le germe venant de l'extérieur, ou qu'elle résulte (et ce cas est de beaucoup le plus fréquent) de la pénétration dans le poumon du microbe pathogène venant soit de ganglions bronchiques dégénérés s'ouvrant dans les bronches, soit de lésions tuberculeuses siégeant dans le poumon, dans le larynx, le pharynx, la cavité buccale. On conçoit donc qu'à côté des foyers de pneumonie caséeuse on observe des lésions broncho-pneumoniques et des tubercules vrais, gris ou jaunes : ces faits résultent de la diffusion du bacille et du siège variable qu'il peut affecter en divers points du poumon.

Il nous reste à nous demander pourquoi le même bacille, pénétrant par la voie respiratoire dans l'économie, détermine une infection toujours localisée, il est vrai, mais affectant tantôt une marche rapide, tantôt une marche chronique. En d'autres termes, nous avons à rechercher les causes mêmes de la gravité de l'infection bacillaire. Or est-ce dans l'étude du sang qu'on peut découvrir des particularités, qui nous permettent de différencier les formes aiguës des formes chroniques? C'est une question encore incomplètement élucidée. La tuberculose miliaire paraît être, nous l'avons montré, une bacillose hématogène. Retrouve-t-on le microbe dans le sang lorsqu'il s'agit des formes massives? Il semblerait *a priori* que non, puisque les tuberculoses aiguës massives se comportent comme des infections locales. Toutefois, lorsque les bacilles s'accumulent en un point du parenchyme pulmonaire, il est de toute vraisemblance qu'un certain nombre d'entre eux passent dans le sang. Mais ce milieu est, on le sait, peu favorable à la végétation du micro-organisme. Jamais, à notre connaissance, on n'a trouvé le bacille de Koch dans le sang du vivant du malade ou après la mort. Il ne faut toutefois pas attacher une trop grande importance à un résultat négatif, surtout si on se rappelle les difficultés de cette recherche. Ce n'est donc pas l'examen du sang qui, dans l'état actuel de nos connaissances, donne l'explication de la marche rapide des tuberculoses massives.

C'est ailleurs qu'il faut chercher les causes qui impriment un cachet de malignité à ces formes de l'infection tuberculeuse, constituant réellement des *facteurs de gravité* que nous allons succinctement rappeler après les avoir indiqués au chapitre de l'étiologie. Nous les trouvons dans le défaut de résistance de l'organisme, dans la virulence exagérée du bacille, enfin dans l'existence des associations microbiennes.

Le défaut de résistance de l'organisme peut dépendre de causes multiples. Tout d'abord le jeune âge favorise incontestablement la marche rapide de la plupart des infections et de fait la tuberculose revêt toujours des allures rapides dans la première enfance.

Les conditions qui facilitent la diffusion des bacilles nous échappent presque complètement. Nous devons cependant signaler l'influence de la congestion pulmonaire, quelle que soit son origine; l'observation nous enseigne en effet qu'une tuberculose pulmonaire chronique peut se transformer en tuberculose infectieuse aiguë à la suite de poussées congestives; par quel mécanisme s'opère cette transformation, c'est un point sur lequel nous en sommes réduits à de simples hypothèses. Il est vraisemblable que certaines infections agissent dans le même sens. C'est ainsi que l'intervention du streptocoque hâte singulièrement l'évolution des lésions tuberculeuses; le pneumocoque de Talamon-Fraenkel, le pneumo-bacille de Friedlaender, semblent agir dans le même sens. Samter, dès 1884, a rapporté plusieurs observations d'individus ayant succombé à une infection mixte par le bacille de Koch et le microbe de Friedlaender. Les associations microbiennes ont jusqu'à présent été surtout étudiées dans la tuberculose consécutive à la rougeole.

Certaines maladies aiguës, au premier rang desquelles il convient, en effet, de citer la rougeole, sont fréquemment l'occasion de tuberculoses à marche rapide.

La broncho-pneumonie tuberculeuse post-rubéolique a déjà été l'objet de plusieurs travaux; la question a été tout récemment reprise par M. Aviragnet, qui lui a consacré quelques pages dans son excellente thèse sur « la tuberculose des enfants » (Paris, 1892). On sait que, pour M. Landouzy, la broncho-pneumonie survenant dans le cours de la rougeole est non point le fait de l'infection morbilleuse, mais bien « monnaie de tuberculose ». M. Aviragnet pense, au contraire, que la broncho-pneumonie rubéolique est toujours, primitivement du moins, le résultat d'une infection secondaire par le pneumocoque ou par le streptocoque et que le bacille de Koch n'y apparait que plus tard, alors que les agents habituels des inflammations pulmonaires ont fait leur œuvre. Aussi, dans l'examen des coupes a-t-il toujours vu des bacilles de Koch associés à des streptocoques ou à des pneumocoques, fait que M. Hutinel avait déjà signalé. M. Aviragnet met sur le compte du bacille de Koch les lésions tuberculeuses, tandis qu'il attribue l'hépatisation uniquement aux autres micro-organismes. S'il en était réellement ainsi, il existerait une différence bactériologique entre la pneumonie caséeuse et la broncho-pneumonie tuberculeuse; dans le premier cas, en effet, nous avons constaté une véritable hépatisation avec exsudat fibrineux, et l'unique microbe était le bacille de Koch, que nous considérons comme capable à lui seul de déterminer des altérations inflammatoires du poumon.

La broncho-pneumonie tuberculeuse de la rougeole doit donc être considérée comme une infection par le bacille de Koch, surajoutée à la maladie infectieuse première; la contamination est préparée par les lésions broncho-pulmonaires qui servent de porte d'entrée au microbe ou par la maladie et la convalescence qui mettent l'individu dans des conditions d'infériorité pour lutter contre une nouvelle invasion microbienne.

Il serait intéressant de se demander quelle influence peut avoir une infection quelconque sur l'évolution d'un foyer de tuberculose latente. Elle doit être bien plus souvent incriminée qu'on ne le croyait jadis. M. Babès, dans un intéressant mémoire présenté au Congrès de la tuberculose en 1888, a appelé l'attention sur ce point et a fait connaître le résultat de 95 autopsies d'enfants morts de maladies quelconques. Sur ces 95 autopsies il a rencontré 65 fois des ganglions tuberculeux et a pu mettre 45 fois en évidence le bacille de Koch; dans presque tous ces cas la tuberculose avait été latente pendant la vie et n'avait été reconnue que sur la table d'amphithéâtre. Les faits annoncés par Babès s'appliquent surtout aux ganglions trachéo-bronchiques.

Il se pourrait donc qu'à l'occasion d'une maladie infectieuse quelconque le bacille de Koch subisse une exaltation de sa virulence et devienne ainsi le point de départ d'une tuberculose aiguë.

Certaines modifications chimiques préparent parfois le terrain à la culture du microbe : c'est dans ce sens qu'agit vraisemblablement le diabète sucré; depuis longtemps la clinique a appris que la phtisie du diabétique affecte une marche rapide et aboutit promptement à la formation d'amas caséeux. Cette évolution spéciale tient peut-être à la déchéance organique, mais surtout aux troubles de la nutrition des tissus du fait de la glycémie. Or ne sait-on pas que les milieux glycosés conviennent admirablement à la culture artificielle du bacille de Koch? N'en serait-il pas de même dans notre économie? L'hypothèse paraît au moins vraisemblable.

Il existe donc un ensemble de circonstances, telles que la diminution de résistance de l'organisme, les infections antérieures ou concomitantes, certaines maladies générales, qui toutes sont susceptibles d'imprimer à l'infection tuberculeuse une marche rapide. Mais, il faut bien le reconnaître, dans nombre de cas la raison même du processus aigu nous échappe, et nous en sommes réduits à des hypothèses ou à des mots et dans l'état actuel de la science il est impossible de faire leur part aux deux facteurs que l'on doit incriminer à cet égard : virulence exagérée du bacille ou affaiblissement de la résistance organique à l'action microbienne.

Nous voyons, en résumé, que les tuberculoses aiguës massives se rapprochent de la phtisie pulmonaire vulgaire par le mode de pénétration des microbes. Deux conditions semblent commander la marche rapide de l'infection : l'envahissement simultané du poumon par un grand nombre de germes, et la virulence même de ces germes, virulence inhérente au microbe ou exaltée par la constitution du terrain.

QUATRIÈME PARTIE

CONSIDÉRATIONS THÉRAPEUTIQUES.

La tuberculose aiguë ne pardonne presque jamais; c'est dire que malheureusement le chapitre consacré à la thérapeutique de cette maladie ne saurait comporter de longs développements. D'autre part, comme elle ne constitue qu'un cas particulier de l'infection tuberculeuse, ce n'est pas ici le lieu d'étudier la prophylaxie et l'hygiène de la phtisie en général.

En ce qui concerne d'abord les mesures préventives aptes à empêcher l'invasion bacillaire ou ayant pour but de mettre l'organisme en état de résister à son action pathogène, la phtisie aiguë ne prête à aucune considération spéciale. Néanmoins nous devons trouver un enseignement dans ce fait qu'elle sévit parfois sous forme épidémique, soit que le bacille ait acquis dans certaines conditions encore inconnues une plus grande virulence, soit qu'il se trouve en présence d'organismes placés dans des conditions physiques ou morales similaires, comme des jeunes recrues ou des corps de troupe transportés dans un climat très différent de leur climat originel. Est-il besoin d'insister sur la nécessité d'appliquer en pareille circonstance plus que jamais toutes les mesures prophylactiques dont l'efficacité en matière de phtisie ne saurait être révoquée en doute, comme l'aération aussi large que possible des lieux de casernement, la désinfection des crachats, l'isolement des individus contaminés, la suppression de tous les exercices qui pourraient surmener les individus valides, etc. L'intervention active du médecin est d'autant plus justifiée qu'elle vise à préserver du fléau des organismes qui, ne présentant aucune prédisposition à la phtisie, ne doivent qu'à des conditions d'existence passagères leur réceptivité plus grande à l'égard du virus tuberculeux.

Quant aux prescriptions hygiéniques qui, pour agir à longue échéance, n'en ont pas moins une influence capitale sur l'évolution de la phtisie chronique, elles ne pourraient guère trouver d'application en ce qui touche les modalités aiguës de cette maladie, où le péril est imminent et où, par suite, serait seule de mise une intervention thérapeutique vigoureuse. Nous ne pouvons que rappeler ici une grave lacune de la phtisiologie. Si l'on savait sous quelles influences une tuberculose torpide acquiert des caractères d'acuité, on pourrait déduire de ces notions de physiologie pathologique d'utiles enseignements. Or, comme nous l'avons vu, nos connaissances à cet égard se réduisent à fort peu de chose. Il est cependant établi que certains processus infectieux comme la grippe, la rougeole, etc., sont susceptibles de donner un coup de fouet à une tuberculose restée latente ou absolument torpide : d'où l'indication de tenir autant que possible à l'abri de la contagion les individus porteurs d'une tare tuberculeuse, quelque légère qu'elle soit. Dans le même ordre d'idées nous avons signalé l'action funeste qu'exercent certains climats dans les formes éréthiques, à note congestive, de la tuberculose chronique; aussi ne saurait-on assez s'élever contre l'envoi des malades de ce genre dans ces stations désignées au hasard où leur état ne peut que s'aggraver. Nombreuses sont les victimes de semblables errements qui compromettent indûment la climatothérapie, si efficace dans le traitement de la tuberculose quand elle est employée avec discernement.

Reste l'intervention médicamenteuse proprement dite; tous les auteurs sont à cet égard d'une désespérante concision. Ils ne parlent que d'une thérapeutique palliative qui s'adresse aux phénomènes principaux, comme la fièvre, la dyspnée, l'adynamie. Faut-il souscrire sans réserve à cet aveu non déguisé d'impuissance? Certes il est encore à découvrir le médicament spécifique, le contrepoison du virus tuberculeux qui serait nuisible au bacille sans l'être également et même davantage à l'organisme. Mais à défaut d'un semblable antidote, la thérapeutique de la tuberculose chronique utilise journellement des médicaments dont le mode d'action demeure encore problématique et dont néanmoins l'influence favorable ne saurait être révoquée en doute, tels que la créosote, l'iodoforme, le tannin. Trouvent-ils leur application dans le traitement de la tuberculose aiguë? Évidemment dans les formes granuliques proprement dites, dont l'évolution est particulièrement rapide, l'efficacité d'agents médicamenteux de cet ordre qui n'agissent qu'à longue échéance est des plus précaires; et même la plupart d'entre eux, en raison de leur action irritante sur le tube digestif et de leurs propriétés congestivantes, pourraient présenter de sérieux inconvénients.

On ne doit faire, croyons-nous, d'exception qu'en faveur du tannin, qui est indiqué à plusieurs titres et qui est bien supporté par l'économie, même à hautes doses, 2 et 3 grammes par jour, les seules actives. Il rend surtout des services dans les formes moins rapides de tuberculose, dans la pneumonie caséeuse ou dans la phtisie galopante, où, en dehors de son action tonique, il influence l'état local et enraye la fonte pulmonaire.

Dans ces cas aussi on pourrait peut-être recourir aux atmosphères chargées de vapeurs créosotées, suivant la méthode de Tapret, toutefois en agissant avec prudence, pour éviter des poussées congestives, qu'il faut particulièrement redouter.

Mais, le plus souvent, la médication n'est, ne saurait être que symptomatique; combattre la fièvre, soutenir les forces du malade, enrayer les manifestations locales du côté des voies respiratoires, telles sont les indications fondamentales à remplir.

Divers antipyrétiques ont été préconisés : l'infusion de poudre de feuilles de digitale, qui présente le double avantage d'abaisser la température et de renforcer l'énergie cardiaque, mais qui produit bientôt, si on l'emploie à dose suffisante, des phénomènes d'intolérance ou d'intoxication; puis l'acide salicylique et ses sels, qui agissent moins comme antipyrétiques que comme antiseptiques; enfin l'antipyrine, dont certains auteurs, exagérant selon nous la très réelle mais passagère efficacité, ont voulu faire un spécifique de la fièvre tuberculeuse. A tous nous préférons les sels de quinine, à la condition que l'état des voies digestives permette de les prescrire à haute dose, 1 gr. 50 ou 2 grammes par jour; non seulement ils influencent la fièvre et ont des propriétés tonique et antiseptique, mais encore ils agissent puissamment contre l'élément congestif, si important dans certaines formes de tuberculose aiguë ou subaiguë.

Pour soutenir les forces, pour lutter contre l'adynamie, on mettra en œuvre toutes les ressources, ici bien précaires, de la médication tonique : extrait de quinquina ou de kola, alcool, vin, lait, bouillons concentrés, etc., sans oublier les stimulants diffusibles, comme l'éther ou l'acétate d'ammoniaque.

Le traitement local dirigé contre les lésions pleuro-pulmonaires est généralement inefficace ; les vésicatoires et les mouches de Milan ne trouvent leur application que dans les cas où celles-ci sont bien limitées, comme dans les formes pleurale et pneumonique. Contre la dyspnée, ce phénomène si pénible de la tuberculose aiguë, la thérapeutique n'est que trop souvent désarmée ; l'asthénie ne permet pas d'ordinaire d'utiliser le meilleur des eupnéiques, l'injection sous-cutanée de morphine, en raison des phénomènes graves de collapsus qu'il pourrait occasionner. Quant aux dérivatifs et aux révulsifs, tels que sinapismes ou ventouses, leur action est d'habitude très passagère et peu marquée.

En dehors de ces indications capitales, maintes autres se présentent le plus souvent, comme de combattre la toux, les vomissements, la diarrhée ou d'enrayer une hémoptysie ; mais, comme elles ne présentent rien de spécial dans la tuberculose aiguë, il serait oiseux de passer ici en revue les médications qu'on peut être ainsi amené à instituer, sans grandes chances de succès d'ailleurs.

Il est cependant une modalité de l'infection tuberculeuse qui semble souvent commander une intervention vigoureuse : c'est la forme pleurale, où se pose l'indication de la thoracentèse. Mais nous avons vu que l'évacuation artificielle ou la résorption rapide d'un épanchement abondant peuvent donner lieu à une poussée granulique dans le parenchyme pulmonaire, et nous croyons fermement que l'usage immodéré que l'on fait aujourd'hui de la ponction, surtout dans les milieux nosocomiaux, n'est point étranger à la fréquence et à la gravité de la tuberculose post-pleurétique observée à l'hôpital. Aussi faut-il, selon nous, réserver la thoracentèse pour les cas où l'épanchement est considérable, s'accompagne de phénomènes dyspnéiques ou déplace le cœur, et encore ne doit-on pas vider la plèvre en une fois. Quand l'intervention chirurgicale ne se présente pas avec des caractères d'urgence, mieux vaut n'y pas recourir et s'en tenir à des médications plus anodines dont certains médecins contestent à tort l'utilité, comme les révulsifs ou les diurétiques. L'avenir du malade dépend d'habitude, il ne faut pas l'oublier, non de l'affection pleurale, mais des altérations du parenchyme sous-jacentes. Or souvent celles-ci sont peu accusées, susceptibles d'être influencées dans un sens très favorable par les agents thérapeutiques indiqués en pareil cas, et la meilleure méthode pour enrayer la pleurésie consiste à juguler la congestion pleuro-pulmonaire qui est le premier acte du processus exsudatif et joue parfois un rôle considérable dans l'évolution morbide.

TABLE DES MATIÈRES

24573. — Imprimerie Lahure, rue de Fleurus, 9, à Paris.

www.ingramcontent.com/pod-product-compliance
Ingram Content Group UK Ltd.
Pitfield, Milton Keynes, MK11 3LW, UK
UKHW020554180726
13838UKWH00001B/228

9 782329 299068